LES ÉTINCELLES

Du même auteur

La Chambre des merveilles,
Calmann-Lévy, 2018.

La vie qui m'attendait,
Calmann-Lévy, 2019.

JULIEN SANDREL

LES ÉTINCELLES

roman

CALMANN LÉVY

CALMANN LÉVY
ÉDITEUR DEPUIS 1836

COUVERTURE
Maquette : Axel Mahé
Photographie : © Malerapaso/iStockphoto

ISBN 978-2-7021-6636-9

À mon grand-père, Pascal.

« Les grands embrasements naissent de petites étincelles. »

Cardinal de Richelieu

Avertissement au lecteur

Ce roman est une pure fiction. En conséquence, toute ressemblance avec des personnes, organisations ou faits existants ou ayant existé serait fortuite et totalement indépendante de la volonté de l'auteur.

La lumière est tellement forte. Charlie a tellement chaud. Le paysage en devient presque flou. Ou bien est-ce la vitesse de la voiture qui brouille ses sens ?

C'est étrange, cette sensation qui l'envahit, au moment où le véhicule quitte la route. La terreur sourde se mêle à une forme de beauté. Oui, c'est cela, il y a quelque chose d'infiniment gracieux dans ce temps suspendu, ces secondes de chute.

Sept, six, cinq.

La voiture pique du nez.

Dans quelques instants, ce sera le choc. Charlie le sait.

Ses muscles se crispent.

L'ensemble de son corps se tend.

Il n'avait pas imaginé que sa vie finirait ici.

Quatre, trois.

Charlie pense à sa femme, à ses enfants, à sa mère aussi. Il voudrait leur dire qu'il les aime. Leur donner la force d'avancer sans lui.

Mon Dieu, c'est tellement injuste.

Charlie se met à pleurer. De peur. De rage. De tristesse.

Deux, un.

Charlie regarde le ciel. Sa pureté, curieusement, l'apaise.

Il prend une grande inspiration.

Puis il ferme les yeux.

La voiture heurte le sol une première fois.

Le fracas de la tôle réveille les quelques oiseaux qui sommeillaient alentour, étourdis par la chaleur de cette fin d'été.

Certains auront le temps de s'envoler.

Le souffle de l'explosion aura raison des autres.

I

OUVRIR AVEC PRÉCAUTION

1

— Tu sais, Phoenix, quand je joue ce morceau, j'entends la mer, la pluie qui tombe. Ça me fait un bien fou.

Ma grand-mère me sourit et range ses partitions dans une chemise cartonnée. C'est aussi pour ses fulgurances poétiques que j'aime venir ici.

— Si Chopin t'entendait, je suis sûre qu'il aimerait beaucoup ce que tu viens de dire. Pour la semaine prochaine, tu peux te concentrer sur la seconde partie.

— D'accord, ma chérie.

Je la connais par cœur, je sais exactement ce qu'elle s'apprête à dire.

— Et si nous allions boire un café, maintenant ?

Dans le mille.

— Le cinquième de la journée ?

— Tu me sous-estimes. Ce sera le septième.

Ma grand-mère adore le café, elle en boit des litres, et j'ai hérité ça d'elle.

Elle s'appelle Sandra, et je trouve ça hyper moderne, presque décalé pour une femme de quatre-vingts ans. Elle est un peu atypique et ne fait pas son âge. Lorsque quelqu'un lui propose sa place dans un bus, elle rétorque systématiquement : « Vous ne voulez pas dire que je suis vieille, tout de même ? »

Deux fois par semaine, je donne des cours de piano aux *Gais-Lurons*, une sorte de centre aéré pour dames respectables. J'ai une dizaine d'élèves, dont Sandra, qui insiste pour me régler ses cours « comme les autres, il n'y a pas de raison ». J'ai protesté, au début. J'ai laissé tomber depuis.

Bref.

Je ferme la porte de la salle de musique, nous descendons dans l'espace commun du rez-de-chaussée, et je vais nous chercher deux cafés allongés sans sucre.

En ma présence, les animatrices évitent les « Vous n'allez pas réussir à dormir, Sandra, tout ce café ça vous tuera ! » et autres « Vous devriez manger moins de bonbons, vos artères se bouchent ! ». Elles savent que je déteste ce type d'intervention, et puis elles ont sûrement un peu peur de moi depuis que j'ai rajouté deux piercings à mon arcade sourcilière gauche. Comme j'ai bien compris leur gêne, j'accentue mon côté *badass* quand je viens ici : je force sur le khôl, enfile un débardeur serré sur un pantalon large, et tout ça me donnerait presque des allures de Lara Croft, si seulement j'avais des seins, des flingues, et le temps de chercher des putains de trésors dans des tombes peuplées de tarés démoniaques.

Bref (oui, je dis souvent bref).

Lorsque je reviens les mains chargées de liquide brûlant, mamie est installée à sa place habituelle. Un peu à l'écart des autres, dans son fauteuil Chesterfield fétiche, un plaid blanc sur les jambes, un roman de Stephen King entre les mains.

Je l'embrasse par surprise, elle sursaute, et son visage s'éclaire.

Je lui tends sa tasse.

— Merci, ma princesse. Dis-moi, tu n'as pas école aujourd'hui ?

Mamie dit toujours « école », comme si j'étais en maternelle alors que je viens de finir ma troisième année de fac.

— Je n'avais cours que le matin. Je commence le boulot à dix-huit heures, et entre-temps... c'est piano !

Elle sait tout ça, mais quelquefois, elle oublie.

— Ça me fait plaisir que tu viennes me voir, tu sais.

— Ça me fait plaisir de venir te voir, tu sais.

Mamie esquisse un sourire, mais je vois un léger voile passer devant ses yeux. Un tremblement de la rétine. Imperceptible, sauf pour moi.

Je sais ce qu'elle pense, car je pense la même chose.

Lorsqu'elle me regarde, elle voit son fils. Et lorsque je la vois, elle me rappelle mon père. On se ressemble tellement, tous les trois. Trois générations. Ça n'est pas normal que ce soit lui qui soit mort. Ça n'est pas dans l'ordre des choses. Ça aurait dû être elle. Voilà ce qu'il y a dans cette microseconde, ce nuage dans son regard. C'était bien trop tôt pour lui, bien trop tôt pour nous tous. Et tellement soudain. Trois ans plus tard, nous n'arrivons toujours pas à en parler.

Je ne suis pas certaine de me souvenir de la voix de mon père. Je donnerais tout ce que j'ai pour entendre ce son, sa voix grave, douce et chaude à la fois. Sa voix qui me disait que j'étais faite pour la musique, qui m'encourageait, me rassurait, m'insufflait une dose de force lorsque je pensais ne plus en avoir. C'est mon père qui m'avait inscrite au conservatoire, lorsque j'avais tout juste six ans. Le piano, c'était lui, définitivement.

Il est mort en 2012, la veille de mon entrée en deuxième année de fac de musique. Depuis son décès, je ne peux plus toucher un clavier. Lorsque mes mains s'en approchent, elles se mettent à trembler. Je ne parviens pas à les contrôler, c'est irrationnel. Ici, je conseille, je guide les mains hésitantes, mais il m'est impossible de jouer.

Je voulais pourtant devenir pianiste concertiste. Exercer comme professeure de musique en collège et faire semblant de m'émerveiller devant des reprises des « Lacs du Connemara » à la flûte à bec n'a jamais été dans mes aspirations profondes. Ce qui était là, bien ancré, ce qui me dévorait, c'était le piano. Je respirais piano, je pleurais piano, je me lavais les dents piano, je pissais piano.

Mon père avait poussé le raffinement jusqu'à m'enregistrer avec un micro et conserver mes exploits sur une cassette audio, qu'il écoutait sur son walkman vintage, le genre d'objet tellement désuet qu'il en devient touchant. Surtout la sonate « Au clair de lune » de Beethoven. Son morceau préféré. Je le surprenais parfois, allongé dans la pénombre, les écouteurs vissés sur les oreilles. J'ai cette image très nette gravée dans un recoin de ma mémoire. C'est curieux, les souvenirs. J'ai oublié le son de sa voix, mais je suis capable de décrire dans les moindres détails cet instant-là. Le coin de ses lèvres, ses yeux clos aux paupières frémissantes, sa tête qui se tourne, puis son œil qui s'anime en me sentant approcher, son sourire, ses bras confortables, et sa peau parfumée aux chewing-gums à la fraise qu'il mâchouillait à longueur de journée. C'est trop douloureux de penser à lui désormais. Alors j'évite, le plus possible. Je prétends avoir oublié. Je dissimule. J'enfouis celle que j'étais, celle que je désirais être, sous des couches d'autres versions possibles de moi-même.

Au fond, depuis que le piano et mon père m'ont abandonnée, je ne sais plus qui je suis vraiment.

Je n'ai jamais parlé de ce problème à ma mère. L'histoire que je lui ai servie, c'est qu'avec la mort de papa, je n'étais plus obligée de faire semblant. Je lui ai dit avoir pris conscience que mon avenir n'était pas dans le piano et vouloir tout arrêter. Alors j'ai renoncé aux études de musique et j'ai emprunté le chemin de la fac de sciences. Soulagée que « j'assure mes arrières » en devenant prof de SVT plutôt qu'intermittente du spectacle, ma mère n'a pas cherché plus loin et a vendu le piano.

Le seul contact que j'ai gardé avec l'instrument, ce sont ces cours que je donne aux *Gais-Lurons*. En plus d'un petit complément de revenus, ils me permettent de conserver un lien avec ces vibrations viscérales qui me bouleversent toujours autant.

J'aime ces parenthèses. Les vieux, c'est rassurant, c'est stable. Ça respire la vie passée, le présent qui seul détermine l'humeur, la simplicité. Ici, je m'extrais quelques instants de l'appartement décrépit dans lequel je vis avec ma mère et mon frère, dans une ville de la « grande banlieue parisienne » – astuce linguistique pour éviter de dire qu'un cimetière au fin fond du Larzac serait plus vivant que ce bled.

Aux *Gais-Lurons*, je m'occupe aussi de ce que j'appelle les « petites injustices du quotidien ». Rien ne me révolte plus que de constater que l'on refuse quelques derniers plaisirs à des gens qui ont dépassé la date limite pour se préoccuper de ce qui rallonge statistiquement l'existence. Alors j'essaie de réparer, et d'amuser la galerie au passage. Celle qui se marre le plus étant quand même ma grand-mère, qui ne loupe rien de mes exploits. Aujourd'hui par exemple, j'ai amené quelques douceurs à Mme Martinez – quatre-vingt-neuf ans au compteur, à qui sa fille fait vivre un enfer nutritionnel. Mme Martinez a rigolé la semaine dernière quand je lui ai appris à dire « *fuck* le diabète », et m'a demandé de lui apporter en cachette un peu de chocolat.

Je partage toutes mes aventures secrètes avec Sandra. Elle me dit souvent que j'exagère, mais en réalité je sais qu'elle s'amuse comme une folle de l'audace de sa petite-fille.

Une fille forte-et-sûre-d'elle-qui-ne-doit-rien-à-personne-allez-vous-faire-foutre : voilà comment les autres me voient. C'est ce que j'essaie d'être. C'est ce que je prétends être. Ce n'est pas ce que je suis. Ce que je suis, c'est une fille qui-se-demande-à-quoi-va-ressembler-son-avenir-tout-en-se-disant-qu'elle-pourrait-bien-avoir-une-vie-de-merde.

Bref.

Revenons à mamie. Et à ce voile devant ses yeux. Aujourd'hui, il prend une teinte particulière. Car aujourd'hui, c'est l'anniversaire de la mort de mon père.

Trois ans, déjà.

Des larmes, j'en ai versé beaucoup, au début. Et puis je me suis asséchée. Je me suis construit une carapace d'indifférence. L'indifférence, c'est la seule réaction possible quand on aime et déteste une personne aussi fort à la fois. J'aime mon père pour tout ce qu'il était – ou tout ce que j'imaginais qu'il était. Mais je le déteste pour cette image définitivement ternie par la trahison. Après la mort de papa, maman m'a parlé. Elle avait découvert qu'il lui mentait. Il y avait d'abord eu ces numéros masqués qui raccrochaient lorsque c'était elle qui répondait, puis ces appels chuchotés qu'il passait depuis la salle de bains, ces voyages lointains dont la fréquence avait augmenté, ces chemises déjà lavées lorsqu'il en revenait, et ce prénom féminin qu'elle avait surpris – et qui lui avait déchiré le cœur. Mon père avait une maîtresse en Colombie, elle se prénommait Serena, il est mort en allant la retrouver, sous couvert de voyage professionnel. Voilà ce que m'a expliqué maman, deux semaines après son décès. Elle avait réuni tout un faisceau de preuves, mais papa a perdu la vie avant qu'elle ait eu l'occasion de le confronter à ses mensonges.

Tromper maman, c'était tromper notre famille tout entière. Même si mon frère César ne l'exprime pas de la même façon, je sais que la plaie, le coup de couteau dans la photo trop parfaite, ne cicatrise pas pour lui non plus.

Tout au long de notre pause-café, ma grand-mère, d'ordinaire si volubile, reste silencieuse. Cela ne lui ressemble pas. Je décèle une tristesse lointaine, une mélancolie, dans ses yeux couleur de prairie. Mais je vois bien qu'il y a autre chose. Depuis quelques minutes, elle ne cesse de mordre sa lèvre inférieure. Signe d'anxiété, d'impatience, de douleur aussi.

Quand vient l'heure du départ, je me penche pour l'étreindre, mais elle se dérobe d'un geste brusque. Et me regarde étrangement.

— Qu'est-ce qui t'arrive ? Tu ne veux pas m'embrasser ?

Je remarque ses mains, crispées sur les accoudoirs.

Elle continue de me fixer, sans dire un mot. Puis elle se lance.

— Aujourd'hui, Phoenix, ça fait trois ans que tu détestes ton père. C'est long. Trop long. Je suis désolée… mais je ne peux plus faire semblant.

Je tressaille. Elle n'a pas évoqué papa depuis des mois. Ses yeux brillent. Ses mâchoires sont serrées. Quelque chose est en train de se craqueler, à l'intérieur de ma grand-mère.

— Moi, je ne l'ai pas oublié. Je ne peux pas, je ne veux pas l'oublier. C'est mon fils. Il est mort, qu'est-ce que ça peut bien faire ? Je ne cesserai jamais de l'aimer. Il vit encore au fond de tes yeux, dans les intonations de ton frère, dans les rides de ta mère, dans mes os, dans ma chair, partout. Il suffit d'un souffle de vent, d'un parfum de glace, d'un rire d'enfant, pour que mon vieux cœur se disloque. Et pour que tout revienne. Son visage à six ans, barbouillé de chocolat, sa voix d'homme saisie d'une indicible émotion lorsqu'il m'annonce ta naissance, la sensation délicieusement piquante de ses baisers sur mes joues, sa manière de vous regarder, ton frère et toi. Tout cela est en moi, c'est comme ça, je n'y peux rien. Chaque heure, chaque minute qui passe me rappelle mon Charlie, et je ne veux surtout pas que ça change.

Elle se met à pleurer, soudain. Une détresse muette, bouleversante.

J'aimerais la prendre dans mes bras, mais elle lève la main pour stopper mon mouvement. Elle tourne la tête vers la fenêtre. La dernière fois que je l'ai vue pleurer, c'était il y a trois ans, exactement. La voir ainsi me ronge l'estomac, et me crève le cœur. Il y a une telle puissance, dans ces larmes qui coulent.

Elle n'a visiblement pas fini d'extraire ce poids, charnu et sombre, qui comprime sa poitrine.

— Tu sais, Phoenix, ton père t'aimait énormément. Ton frère et toi, vous étiez tout, pour lui. Il vous appelait ses « diamants bruts » : des êtres forts et sensibles à la fois, promis à de grands destins. Je sais bien que tu n'es pas croyante, mais moi je le suis. Et je me dis que s'il peut te voir, de là où il est, s'il peut voir César, il doit être extrêmement triste. Je crois qu'il faut un jour tourner la page, sinon tu ne seras jamais en paix… et l'âme de ton père non plus.

Elle essuie ses larmes, se mouche bruyamment, ce qui provoque un petit rire nerveux et allège quelque peu l'atmosphère. Puis elle se penche et prend mes mains dans les siennes. Douces, chaudes, tachetées. Je me suis toujours sentie bien, dans ces mains-là.

— Phoenix, ma petite-fille adorée. J'aimerais que tu fasses quelque chose, aujourd'hui. J'aimerais… à toi de choisir la forme que cela pourra prendre… j'aimerais que tu fasses un geste pour te souvenir de lui.

Elle marque une pause, caresse ma joue, et replace une mèche de cheveux derrière mon oreille. La densité de son émotion remplit l'espace.

— Tu sais, je vieillis, et je me rends compte qu'il y a quelque chose qui est encore pire que l'oubli. C'est la mémoire ternie. Alors avant de mourir à mon tour, je voudrais faire revivre l'homme merveilleux qu'était mon Charlie. Promets-moi que tu feras quelque chose, s'il te plaît, ma chérie. Pour que sa flamme recommence à briller en toi.

Je l'observe, la gorge nouée. Pour moi aussi, c'est dur, ce conflit entre amour et loyauté qui gangrène mon existence, depuis trois ans. Ces regrets qui tournent en boucle dans ma tête.

J'hésite une dernière seconde, mais je sais qu'elle a raison.

L'éclat de vie et d'espoir apparu dans ses yeux est férocement contagieux.

Alors je l'enlace fort, et je murmure dans le creux de son oreille :

— Je te promets, mamie.

★

Sur le chemin du retour, je réfléchis aux paroles de ma grand-mère.

Au fond, qu'est-ce qui m'empêche d'honorer la mémoire de mon père ? Que m'a-t-il fait, à moi ? Je ne sais pas s'il avait vraiment une maîtresse, s'il a trahi maman d'une façon ou d'une autre. Mais s'il y a bien une chose dont je suis absolument certaine, c'est qu'il m'aimait. Je l'aimais, aussi. Je l'aime toujours.

C'est mamie qui est dans le vrai.

Je ne peux pas éternellement faire comme si rien de mes dix-neuf premières années avec mon père n'avait jamais existé. Alors je dois tenir cette promesse. Laisser ma peine se mêler à la lumière froide de nos bonheurs passés. Lui rendre sa place dans mon cœur, dans mon présent aux pieds d'argile.

Je sais exactement quoi faire.

Je vais aller fouiller à la cave, dans le carton estampillé « à oublier ».

Ce carton que ma mère n'a pas voulu garder chez nous, mais qui contient les quelques objets que nous avons conservés de mon père.

Ce carton qui s'apprête à changer radicalement le cours de mon existence.

2

Je repasse chez moi avant de partir travailler. Ça n'était pas prévu, mais pour éviter que ma mère ou César ne se posent des questions, je dois me rendre à la cave avant leur retour.

Je pénètre dans l'ascenseur, le cœur battant. Direction le sous-sol. La porte s'ouvre sur un long couloir gris, aseptisé. Apparemment inoffensif. Je n'ai jamais aimé les caves, les endroits mal éclairés – mais qui aime ça, à part les psychopathes ? La chaleur de ce début d'automne n'est pas parvenue à se faufiler jusqu'ici. Je frissonne. Parce qu'il fait six ou sept degrés de moins qu'à l'extérieur, et puis aussi parce que j'ai les jetons. Alors je serre la clé dans mon poing et je marche vite.

La porte de notre cave est un peu vermoulue, je dois forcer légèrement pour parvenir à l'ouvrir. Tout à coup, tout devient noir. Je pousse un cri, avant de comprendre que c'est juste cette putain de minuterie qui s'est éteinte. Ça va être pratique pour fouiller. Lorsque mes yeux se posent sur le carton, mon cœur se met à battre plus fort encore. Pourquoi aller me frotter à ces souvenirs que je tiens à distance depuis si longtemps ? Je me répète que c'est pour faire plaisir à mamie, mais je sais bien qu'il y a autre chose. Mamie est très maligne : si elle m'a tendu cette perche, c'est parce qu'elle a senti que j'avais besoin de cette reconnexion à mon père sans parvenir à me l'autoriser. Alors elle a donné un petit coup de pouce au destin. Et j'ai sauté dessus avec l'avidité d'une affamée.

Le fameux carton est plus petit que je ne l'imaginais. À l'intérieur, je trouve le walkman bien sûr, et puis un ensemble hétéroclite d'objets que nous n'avons pas pu nous résoudre à jeter, mais que nous ne voulions pas pour autant garder chez nous, là-haut. Trop de souvenirs. Trop de douleur associée. Je remarque une petite boîte recouverte de papier peint à fleurs. Je la connais, elle contient des photos de jeunesse de mes parents. Je n'y touche pas, je crois que c'est à ma mère de l'ouvrir, lorsqu'elle en ressentira l'envie. Je note également la présence des gants fétiches de César, et je ne peux m'empêcher de sourire. Je revois mon père les lui offrir, et le visage de César s'éclairer en les enfilant pour son premier cours de boxe. Ses précieux gants, César les gardait accrochés au mur de sa chambre, avant le décès de papa. Depuis, ils n'ont plus bougé d'ici. J'hésite à les remonter à l'appartement, mais je me ravise. Chacun son rythme. César viendra sûrement, un jour. Je l'espère.

Je replace délicatement l'adhésif sur le carton, réenclenche une dernière fois la minuterie, et referme la porte.

Je ne m'y attendais pas, mais tenir ce simple walkman dans ma main a quelque chose d'extrêmement émouvant. Je sens les larmes affleurer.

Phoenix, tu n'as pas le temps pour ces conneries sentimentales, et puis tu vas être en retard au travail.

De retour dans ma chambre, je passe un chiffon sur le walkman pour ôter la poussière, puis je le planque sous une pile de vêtements, dans le placard. Ensuite, je m'asperge de parfum – j'ai l'impression de sentir le sous-sol moisi –, j'attrape une pomme et une bouteille d'eau, et me dirige vers la Défense.

Pour financer nos études respectives, César et moi sommes employés à temps partiel par une société de services, pour laquelle nous sommes des « travailleurs en horaires décalés ». En voilà une jolie expression, comme une lueur poétique sur nos gants Mapa et nos bruyants aspirateurs.

Alors que je récure quelques chiottes et vide une à une les poubelles d'un open space aseptisé, je ne parviens pas à penser à autre chose qu'à mon père, et à ces longs instants douloureux, trois ans en arrière.

Lorsque je rentre à la maison, je suis épuisée.

Maman est dans sa chambre, j'entends le ronronnement rassurant de la télévision, mais elle est probablement déjà assoupie. Quand elle se réveillera, il sera trois heures du matin, elle écarquillera les yeux devant les élucubrations d'un passionné de pêche à la mouche, éteindra en se promettant de ne plus s'endormir de cette façon... jusqu'au lendemain soir, où tout recommencera. Je connais ma mère. Je sais qu'elle a tout fait pour que cette soirée soit la plus banale possible. Et je sais que pour rien au monde, elle ne voudrait que l'on parle de papa ce soir.

Je file prendre une douche afin de me débarrasser de cette odeur lancinante qui me prend à la gorge depuis mon passage à la cave, et qui se mêle maintenant à l'empreinte âcre des produits de ménage. Lorsque l'eau tiède heurte mon visage, je savoure l'instant, le fais durer. D'ici quelques minutes, je serai seule, avec mon père. Enfin. La peur a laissé la place à une certaine sérénité, teintée de nostalgie. À la joie, aussi.

J'ai eu, sur le chemin du retour, un éclair de lucidité quant au caractère antique du walkman, et suis passée à la petite épicerie ouverte vingt-quatre heures sur vingt-quatre. Ça m'a coûté cinq euros pour quatre pauvres piles, mais je suis prête.

Je ferme la porte de ma chambre avec précaution, récupère le baladeur et m'assieds sur mon lit. Je tremble légèrement. C'est incroyable tout ce qu'un simple objet peut charrier avec lui comme sensations, comme émotions, comme sentiments.

Je me sens totalement stupide et ne peux m'empêcher de jeter un œil par-dessus mon épaule pour vérifier que personne ne m'observe. Mais il n'y a que le walkman et moi. Je change les piles, me demande si ce machin va encore fonctionner, après tout ce temps. Je branche les écouteurs de mon smartphone, m'amuse de cet assemblage anachronique, et j'appuie sur *Lecture*.

Enfin, j'essaie. Quelque chose bloque. La touche ne s'enfonce pas.

J'ouvre le clapet et découvre, coincé entre la cassette audio et le corps de l'appareil, un bout de papier, légèrement déchiré.

Je déplie ma fragile trouvaille avec délicatesse. Il y a quelque chose dessus.

Ça ressemble à une phrase, griffonnée à l'encre bleue sur un cahier d'écolier, dans une langue que je ne sais pas identifier, d'une écriture que je ne connais pas :

Suntem uciși în tăcere. Ajută-ne.

Je ne comprends rien de ce qui est écrit, mais je sens monter en moi un malaise indéfinissable. En repliant le petit morceau de mystère, je constate que le verso est, lui aussi, couvert de caractères.

Je frémis.

De ce côté-ci, l'écriture est nette, précise.

Et c'est surtout celle de mon père.

Ce que je vois apparaître n'a aucun sens. D'abord, il y a une suite de caractères, incompréhensible : *(6x6) BR.IERNIPX.IPAH.2L.NOC08MNEOA 9AENDV.*

Ce qui est écrit juste en dessous est en revanche parfaitement limpide. Il y a un numéro de téléphone, avec l'indicatif d'un pays étranger. Et un prénom, qui me dévore les entrailles : Serena. Le prénom de la maîtresse de mon père.

Je reste quelques instants hébétée, assise sur mon lit, le regard dans le vague. D'où sort ce papier ? Pourquoi mon père l'a-t-il placé là ? Qu'est-ce que tout cela signifie ? Puis je me raisonne. Je me dis qu'il y a forcément une explication.

Je planque mes découvertes dans mon placard et vais chercher l'ordinateur portable familial – César le monopolise la plupart du temps, mais il n'est pas encore là ce soir –, avant de verrouiller la porte de ma chambre et de récupérer le bout de papier, dont je prends quelques photos avec mon mobile, histoire d'être certaine de ne pas perdre son contenu.

Je commence par taper le numéro de téléphone dans le moteur de recherche. Impossible d'identifier son propriétaire, en tout cas aucun lien apparent avec cette Serena, mais c'est un numéro de portable, dont l'indicatif pointe vers la Colombie. Le pays dans lequel mon père a perdu la vie.

Je me mets à trembler de plus belle.

Je brûle d'envie d'appeler, bien sûr. Mais c'est impossible, avec ma mère qui dort dans la pièce d'à côté. Je pourrais sortir, mais elle s'inquiéterait, et César aussi, s'il rentrait maintenant. Je ne veux éveiller aucun soupçon chez eux – eh merde, je me mets à penser comme une criminelle. J'enrage d'autant plus lorsque je me rends compte qu'avec le décalage horaire, je vais devoir attendre demain après-midi pour passer ce coup de fil.

Je m'attaque ensuite au message dans la langue inconnue. Je le saisis lettre à lettre. Bien sûr il n'y a pas sur mon clavier de petits croissants à poser sur les *a*, de cédille pour les *s*… mais je me dis que Google saura se débrouiller.

Suntem uciși în tăcere. Ajută-ne.

Lorsque j'appuie sur *Traduire*, il me semble que mon cœur s'arrête.

Sur ces grands carreaux inoffensifs, il est écrit, en langue roumaine :

On nous tue en silence. Aidez-nous.

3

Je secoue la tête, me convaincs que Google a tout faux. Je cherche un autre traducteur, puis un autre encore.

Mais les mots restent les mêmes.

On nous tue en silence. Aidez-nous.

Un appel au secours.

Des gens en train de mourir, quelque part en Roumanie.

Voilà ce dont il s'agit.

Je tape la phrase en français, et mon cœur, cette fois-ci, s'emballe.

Plusieurs centaines d'entrées s'affichent.

Je clique sur les premiers liens et tombe très vite sur l'article d'un journal on ne peut plus sérieux, relatant l'histoire de jardiniers d'Alès ayant découvert un message identique, il y a deux ans, dans le bouchon d'un bidon de pesticide.

Je n'ai jamais entendu parler de cette affaire. Pourtant le contenu des articles montre que la presse et les réseaux sociaux s'étaient emparés du sujet. On avait soupçonné des mauvais traitements infligés à des employés roumains d'un fabricant de pesticides, le groupe Lumière. Mais l'entreprise avait ouvert grand les portes de son usine aux journalistes, des salariés avaient témoigné de leur amour pour leur employeur, et en quelques jours, l'attention médiatique était retombée.

Je compare le message retrouvé dans le walkman avec celui brandi par l'un des jardiniers sur une photo accompagnant l'article.

Mêmes mots, même écriture.

Comment est-il possible que ce message dissimulé dans le walkman de mon père depuis trois ans soit identique à celui trouvé dans un bouchon de pesticide à Alès, une année après sa mort ?

Tout cela est extrêmement troublant. Flippant, même.

Papa est décédé dans un accident de voiture, lors d'un voyage professionnel en Colombie. Il était un chercheur reconnu dans son domaine, sans rapport avec ce message roumain, a priori. Mais comment savoir ?

Je tente de déchiffrer la dernière inscription… *(6x6) BR. IERNIPX.IPAH.2L.NOC08MNEOA9AENDV…* sans succès. En fait, je ne sais même pas ce que je dois chercher : y a-t-il une signification cachée derrière cette suite de caractères ? Est-ce un mot de passe qui ouvrirait quelque chose ? Un ordinateur, par exemple ? J'ai tout de suite pensé à une clé de box internet, mais les parenthèses et les points ne font pas partie des possibilités offertes pour ce genre de code. Bref, je n'ai aucune foutue idée de ce que je dois faire de ces lettres et chiffres, mais j'ai la conviction qu'ils ne sont pas là par hasard : mon père s'est appliqué pour écrire tout ça de manière parfaite, appuyant exagérément sur les points pour qu'on ne les confonde pas avec des tirets.

Mon cerveau est à deux doigts de la surchauffe.

Calme-toi, Phoenix. Réfléchis.

Alors que j'essaie de rassembler mes esprits, ce qui remonte à une vitesse fulgurante, ce sont les instants que je tente d'oublier par tous les moyens, depuis trois ans.

Ce sont mes rêves et mes espoirs d'avant. Avant que tout bascule.

*

Septembre 2012.

Je suis encore insouciante, presque ingénue. Je viens tout juste de finir ma première année de fac, j'ai des rêves de musique plein la tête, des projets d'escapades entre copines pour les vacances de Noël, des vues sur un grand dégingandé qui répond au doux prénom de Gabriel, la peau savamment hâlée grâce à ces longues heures dans le parc Montsouris – nous vivons à Paris, à l'époque –, et le cerveau bouillonnant d'hormones et de pensées positives à tendance niaise : plus tard, j'aurai une jolie maison – pas trop bien rangée, mais le désordre fera partie de son charme –, je serai une pianiste connue et reconnue dans le monde entier, je me battrai pour mener une brillante carrière tout en élevant deux enfants à la fois divinement beaux et profondément anticonformistes, je donnerai des concerts dans les plus grandes villes du monde, ne dépendrai de personne, mais choisirai d'avoir mon amour à mes côtés – un grand scientifique qui aura révolutionné le traitement d'une maladie réputée incurable, et qui se débrouillera pour coordonner ses déplacements avec les miens. Les enfants seront heureux, ma fille sera chercheuse comme son grand-père et son père, mon fils sera artiste peintre, danseur étoile ou musicien. Ma vie sera belle.

J'en suis farouchement convaincue, alors.

Ce jour-là, un jour d'une banalité aussi absurde que ce qui s'apprête à nous frapper, je travaille distraitement un morceau sur le piano du salon, lorsque le téléphone de maman se met à sonner. Elle décroche en s'éloignant vers la cuisine, afin de ne pas m'interrompre. Au début, je ne prête pas attention à ce qu'elle dit, mais il me semble qu'elle tente de baragouiner quelques mots en espagnol. Ça m'intrigue, puisqu'il faut bien dire que ma mère parle espagnol comme une vache anglaise, alors je m'interromps.

Lorsque j'entre dans la cuisine, je vois une lueur dans ses yeux. De détresse, je crois. Bien sûr, je ne comprends pas tout de suite. Comment pourrais-je imaginer ?

Je m'approche très vite, ne sachant pas que je devrais faire durer ce moment, cette infime part de vie où tout est encore possible. Je ne sais pas que d'ici quelques secondes, plus rien n'existera de ma vie d'avant.

Ma mère bredouille quelque chose, puis elle me tend le portable, me demandant d'écouter attentivement ce que dit la personne à l'autre bout du fil. À l'autre bout de la planète. Il est question de mon père. C'est la police qui appelle. Est-ce que je peux lui traduire ?

A-t-elle déjà compris ? Est-elle déjà entrée dans cette négation, ce refus obstiné qui ne la quittera plus pendant des jours ? Je lui en ai tellement voulu de m'avoir exposée sans filtre, sans préparation, à cette annonce aussi brutale qu'irréelle.

Le commandant de police nous a appelés tout de suite, dès qu'ils ont identifié le véhicule accidenté.

Et le corps.

— Votre père est décédé. Son véhicule a fait une chute de plus de vingt mètres de haut. Il n'a pas survécu à la violence du choc. Nous pensons qu'il est mort sur le coup. Je suis désolé, mademoiselle.

Quelques phrases, minuscules.

Quelques phrases, que je ne parviens pas à traduire à ma mère.

À la place, je m'effondre sur le sol.

Ma mère s'agenouille, me prend dans ses bras.

— Que se passe-t-il, Phoenix ? Dis-moi ce qu'il se passe !

Mais je ne peux pas lui dire.

Je ne parviens pas à prononcer ces mots ailleurs que dans ma tête.

Mon père. Mort.

Maman reprend le téléphone. La vérité la percute, elle aussi.

Elle se met à hurler telle une démente.

Et puis elle commence à me secouer. Me prenant à témoin :

— Phoenix, dis-moi que ça n'est pas possible. Dis-le, s'il te plaît, mon amour.

Je ne le dis pas. Je ne dis plus rien. Et elle non plus.

Lorsque César arrive, une heure plus tard, il nous découvre comme cela. Le regard vide. Assises sur le sol de la cuisine. Un téléphone gisant à côté de nous.

Maman trouve la force de lui parler.

Il ne pleure pas, mon courageux petit frère.

Il prend maman dans ses bras, longtemps. Il me serre fort contre lui, me caresse les cheveux, m'embrasse comme si j'étais un agneau terrorisé. Il se relève, serre les poings, puis il frappe un grand coup dans le mur blanc. De toutes ses forces. En silence. Il saigne, mais ne dit rien. Il déclare seulement qu'il va être en retard pour son cours de boxe, puis il part, en refermant la porte avec délicatesse. La trace de son sang reste plusieurs semaines dans ce creux qui nous rappelle l'autre, plus profond, celui qui vient de se former à l'intérieur de nos cœurs. Maman essaie de nettoyer à plusieurs reprises cette marque de colère et de chagrin. Sans succès. Comme s'il était écrit qu'il nous serait impossible d'effacer. Que nous devrions nous contenter d'enfouir. Juste avant de quitter l'appartement devenu trop cher pour nous, maman colmate consciencieusement la brèche avec du plâtre, et nous partons vers notre nouvelle vie.

Sans mon père. Sans Charlie.

Dès cet instant, tout change.

Maman, qui n'a jamais travaillé, doit, du jour au lendemain, trouver un emploi. L'équilibre financier de la famille reposait tout entier sur papa, chercheur dans un grand organisme public. À l'époque je ne m'en souciais pas vraiment, je ne manquais de rien, tout cela était normal. Je prends conscience de la chance qui était la nôtre lorsque celle-ci nous abandonne, au pied d'une falaise colombienne.

Le seul boulot que ma mère parvient à dégotter, c'est de l'intérim en tant qu'agent d'entretien, et des ménages, souvent non déclarés. Ma mère se tue la santé, ne sort jamais, malgré mes encouragements, ceux de ma grand-mère, et les grognements de César qui enrage de la voir se terrer ainsi.

Moi, je sais que son cœur est meurtri d'avoir trop pleuré cet homme infidèle qu'elle n'a pas pu mettre face à ses actes. « Tous les signes du mensonge étaient là, tu as été idiote, tu aurais dû réclamer des explications plus tôt, ma pauvre Marianne », se lamente-t-elle souvent.

Ma mère a mis sa vie de femme entre parenthèses et se consacre tout entière à la famille qui lui reste : nous, bien sûr, mais aussi Sandra. Sandra qui est de plus en plus dépendante, mais qui est heureuse, dans son petit appartement d'un immeuble HLM. Ma mère, bien consciente que « cela la tuerait, si elle la mettait dans une maison médicalisée », et n'ayant de toute façon pas les moyens de lui payer quoi que ce soit de convenable, cuisine pour elle chaque jour – malgré ses protestations et sa volonté farouche de se débrouiller seule. Ma grand-mère lui en est reconnaissante, mais après trois années, même si cela lui serre le cœur d'imaginer Marianne sans son Charlie, elle voudrait que maman évolue, qu'elle avance. Mais maman reste bloquée. Elle, qui n'a jamais été très douée en mots ou gestes de tendresse, se dévoue à ceux qu'elle aime. Son truc à elle, sa fierté, c'est que nous ne manquions de rien.

Alors César et moi, nous la remercions, et chacun enferme sa rage, ses regrets, ses aspirations, dans de petites boîtes, bien planquées au fond de son cerveau.

*

Septembre 2015.

Je suis perdue. Hagarde. Je ne pensais pas que toutes ces émotions remonteraient aussi vite. Que ce serait aussi intense.

Je me souviens très bien de ce que maman nous a expliqué, à César et moi. Pour l'identification du corps de mon père, les enquêteurs lui ont transmis des éléments, notamment des photos qui ne laissaient aucune place au doute, et qui lui ont brisé le cœur. Quant aux circonstances de l'accident, une perte de contrôle de la voiture a été évoquée.

Les conclusions de l'enquête de police étaient claires.

Alors, faute de moyens, de courage et d'envie, maman n'est pas allée en Colombie. Et lorsqu'il a été question de faire revenir le corps en France, maman nous a protégés. Elle n'avait ni l'argent nécessaire, ni le goût de remuer ciel et terre pour rapatrier ce traître. Mon père repose donc là-bas, à dix mille kilomètres de nous, seul.

Personne ne s'est jamais rendu sur place.

Je me répète cette phrase lourde de sens.

Et puis je revois le message. Limpide. Glaçant.

On nous tue en silence. Aidez-nous.

Si je résume la situation, je viens donc de trouver dans le walkman de mon père un message écrit par des Roumains en danger de mort, un numéro de téléphone colombien associé au prénom de sa maîtresse, et une suite de caractères incompréhensible, mais qui ressemble furieusement à un code ou à un message crypté.

J'ai beau retourner le problème dans tous les sens, rien de tout cela ne me paraît normal.

Je caresse le précieux walkman et frissonne.

Une hypothèse se fraie lentement un chemin dans ma tête.

C'est d'abord un léger souffle. Mais au cœur de la nuit, alors que je ne parviens toujours pas à dénouer les fils, je sens bien que le vent se lève. Et je vois apparaître, de plus en plus nettement, l'œil du cyclone.

Une simple question, qui grandit. Jusqu'à envahir tout l'espace.

Et si mon père avait été assassiné ?

4

Est-ce que mon père craignait pour sa vie, avant de partir pour ce voyage en Amérique du Sud ? Ce message dans le walkman, est-ce un fil d'Ariane qu'il me faut suivre pour comprendre ce qui lui est arrivé ?

En le trouvant, ma première réaction a été de penser que je venais de tomber sur quelque chose que mon père souhaitait dissimuler. Mais je crois que j'ai fait fausse route : mon père savait très bien qu'un jour ou l'autre je finirais par manipuler ce baladeur. S'il a choisi de déposer ce papier dans cet appareil, c'est parce qu'il voulait que je le découvre.

Aurais-je pu le sauver, si je l'avais déniché un ou deux jours après son départ, alors qu'il était encore vivant ?

Voilà donc que, trois ans après sa mort, vient se greffer à la douleur un terrible sentiment de culpabilité. J'aurais dû exhumer ce message plus tôt. C'était mon devoir de fille. Comment vivre avec cela, maintenant ?

Une chose est en tout cas certaine : il est impératif que je garde mes découvertes totalement secrètes. Ni ma mère ni mon frère ne doivent savoir, ça leur ferait trop mal de rouvrir ce chapitre de nos vies. Et je ne veux pas alourdir de remords leurs épaules déjà chargées.

Je ne cesse de me retourner dans mon lit et je me dis que je deviens folle, car malgré toutes les terribles pensées qui m'agitent, quelque chose me met en joie. Un détail, insignifiant en apparence, mais tellement lourd d'amour. Mon père m'a laissé, à moi, une trace de lui. Car ce walkman, c'était nous deux. C'est idiot, mais la petite fille tapie en moi en est renversée.

Alors vers trois ou quatre heures du matin, paradoxalement, je parviens à trouver le sommeil.

Heureuse de ces retrouvailles inattendues avec mon père.

*

À mon réveil, je décide de ne pas aller en cours.

Comment pourrais-je me concentrer aujourd'hui ?

J'ai soigneusement évité de croiser ma mère, qui est partie à l'aube, comme d'habitude. César, lui, dort encore. L'ordinateur, que j'avais reposé sur son socle avant d'éteindre la lumière de ma chambre, n'est plus dans le salon. César a dû le récupérer en rentrant, et jouer en réseau à je ne sais quelle aventure guerrière

– cette propension à vouloir zigouiller chaque nuit des dizaines de zombies m'a toujours dépassée, je dois bien l'avouer.

En attendant d'appeler le numéro de téléphone colombien, j'ai décidé de passer à la permanence parisienne de l'ONG Greenwatch, pour essayer d'en apprendre plus sur l'affaire des jardiniers d'Alès qu'elle était quasiment la seule à défendre dans les médias.

Je connais Greenwatch de nom, c'est l'un des plus importants réseaux d'associations de protection de l'environnement, implanté aux quatre coins du monde. Des milliers de femmes et d'hommes engagés dans la préservation de la biodiversité et la promotion d'un modèle d'agriculture plus respectueux des hommes, des animaux et de la nature en général. J'imagine bien qu'une entreprise comme Lumière, dont la production est centrée sur tout ce qui permet à l'agriculture intensive de prospérer, n'est pas vraiment la tasse de thé de Greenwatch.

La permanence est tenue par un bénévole. Il s'appelle Yohann, doit avoir à peu près mon âge, est assez mignon avec sa mèche blonde de pseudo-surfeur. Il me tutoie tout de suite et m'offre un café – biologique et équitable, précise-t-il.

— Qu'est-ce que je peux faire pour toi, Phoenix ? C'est joli Phoenix, c'est original, ça fait très « *Survivor* », me lance-t-il en chantonnant le tube des Destiny's Child.

Ça me fait marrer parce que j'adore cette chanson, que j'écoutais en boucle avec César quand j'avais une dizaine d'années.

— Je suis en fac de biologie. J'ai quelques questions à te poser, sur un sujet en rapport avec l'environnement.

— J'espère que ta question est un peu plus précise, quand même…, me lance-t-il avec un clin d'œil. Tu sais, moi je suis un simple militant, alors je ne suis pas sûr de pouvoir t'aider. Mais dis toujours.

— En faisant des recherches, je suis tombée sur un article qui date d'il y a deux ans. Il y était question du groupe Lumière, et d'une affaire de message de détresse dans un bouchon de pesticide. J'ai vu que Greenwatch était parmi les seules voix à s'être élevées pour soutenir les jardiniers à l'origine de la découverte. Est-ce que tu en as entendu parler ?

Yohann me sourit. Il est vraiment très beau. Et moi, je crois que je n'arrête pas de triturer les piercings de mon oreille droite, je fais ça quand je suis mal à l'aise.

— Tu ne pouvais pas mieux tomber. Chez Greenwatch, nous avons tous notre spécialité. Il y a trois branches : forêts, océans, agriculture. Moi, mon truc, c'est l'agriculture, alors oui je connais cette histoire, et je connais bien Lumière et le Clear.

— Le Clear ?

— C'est le produit phare du groupe. Le pesticide qui améliore prétendument les rendements agricoles de manière exponentielle, dont ils produisent des milliards de litres chaque année, et dont sont devenus dépendants des centaines de milliers d'agriculteurs dans le monde. Tu n'en as jamais entendu parler ?

La réponse étant « vaguement », je réponds :

— Si, si, bien sûr. Pardon, mais c'est dans un bouchon de Clear qu'a été trouvé le message ?

— Oui, c'est bien ça. La position de Greenwatch concernant Lumière est sans équivoque : nous pensons que certains produits de Lumière, dont le Clear, présentent des dangers pour la santé. Au début, il s'agissait seulement de doutes, de signaux faibles, comme on dit. Les antennes locales dans certains pays, par exemple en Inde, nous rapportaient quelques cas problématiques de régions faisant face à une hausse soudaine de décès que les médecins ne savaient pas expliquer. Aujourd'hui et depuis près de six mois, il y a une accélération du rythme des témoignages : nous pensons que les populations dans les régions agricoles les plus exposées courent de vrais risques. Et puis, il y a l'autre face du problème : des analyses montrent que le principe actif du Clear reste en quantité non négligeable dans nos aliments, et passe ensuite dans notre corps. Or nous ne savons pas quel peut être l'effet à long terme d'une ingestion quotidienne de microdoses du produit. Je crois pour ma part que l'on s'oriente vers un scandale sanitaire de très grande ampleur, dans les années qui viennent.

— Merci pour toutes ces infos. Mais… et pour les jardiniers d'Alès ?

— Oui pardon, je m'enflamme dès que je parle de Lumière. Lorsque la découverte du message par les jardiniers a été médiatisée, il y a eu un emballement. Je crois que Lumière n'a pas saisi tout de suite la portée du truc. Ils ont mis du temps à réagir. C'était en plein cœur de l'été, leur service communication devait être en vacances, et ils n'avaient pas prévu qu'en l'absence de canicule pour alimenter les passions, la presse allait jeter son dévolu sur ces jardiniers et les ériger, l'espace de quelques jours, en héros, capables de braquer les projecteurs sur des mauvais traitements subis par des ouvriers au fin fond de la Roumanie. Les pauvres gars ont été jetés dans la fosse aux lions… Nous les avons soutenus, en leur offrant de les épauler dans leur marathon médiatique, parce que nous avions connaissance des doutes sur le Clear, en Inde notamment. Mais très vite, Greenwatch a été accusée par les soutiens de Lumière d'instrumentaliser cet épisode, d'avoir tout manigancé pour attirer l'attention des médias sur des produits qui, je cite de mémoire, « sont pourtant ceux qui empêchent la moitié de l'humanité de mourir de faim »…

— Et j'imagine que ça n'était pas un coup monté par Greenwatch ?

— Bien sûr que non ! Ça n'est pas le genre de la maison. Et puis nous n'avons pas besoin de mentir pour attirer l'attention, la réalité du désastre écologique actuel suffit, malheureusement.

— Comment l'histoire s'est-elle terminée ?

Le visage de Yohann se fait plus grave.

— Lumière a fini par réagir, une dizaine de jours plus tard. En sortant l'artillerie lourde. Ils ont emmené des journalistes en Roumanie, au sein même de leur usine, et leur ont permis d'interroger des salariés. À en croire les images diffusées en prime time sur les grandes chaînes, c'était le monde merveilleux de Disney, là-bas. Et puis, il y a eu le clou du spectacle. Pour prouver l'innocuité du produit, un scientifique soi-disant indépendant a bu quelques centilitres de Clear, en direct à la télé, devant les yeux ébahis de millions de personnes. Et l'opinion s'est aussitôt retournée contre les jardiniers. En quelques heures, ils sont devenus persona non grata. Ils ont été la cible d'attaques particulièrement virulentes. Nous avons été les seuls à continuer à crier dans les ruines. Et puis au bout de quelques jours, on ne nous a plus tendu de micro. L'actualité jetable avait repris ses droits.

Nous restons silencieux quelques instants. Cette histoire est effrayante. C'est ce que je dis à Yohann.

— Oui, c'est terrible. Je pense que l'alerte est survenue quelques années trop tôt. Aujourd'hui, les voix dissonantes contre Lumière sont plus nombreuses, et puis, avec la montée de la conscience climatique, les gens se méfient de plus en plus des jolis discours des fabricants de produits phytosanitaires. Mais il reste du chemin à parcourir.

Une question me traverse. J'hésite à mentionner le nom de mon père. Yohann a l'air inoffensif. Je me lance.

— Est-ce que tu sais si un scientifique du nom de Charles Lancenay a été plus ou moins lié à cette affaire ?

— Ça ne me dit rien, là, comme ça. Tu veux que je cherche ?

— Oui, je veux bien, merci.

— Je regarde ce que j'ai, et je t'envoie ça dans la journée. Mais… je vois que tu n'as pris aucunes notes…

Merde, quelle enquêtrice à deux balles. Je n'y avais même pas pensé.

— J'ai une très bonne mémoire ! Si tu as quelques articles à me conseiller pour approfondir mes connaissances sur Lumière, le Clear et cette histoire à Alès, je suis preneuse. Voici mon mail.

C'est une adresse générique, qui ne mentionne pas mon nom de famille.

— Merci encore pour ton temps, Yohann. Tout ça m'aide beaucoup.

— Je t'en prie.

*

Sur le chemin du retour, je me dis qu'il faudrait que j'essaie d'entrer en contact avec les jardiniers, afin de vérifier si l'un d'entre eux, pour une raison ou pour une autre, n'aurait pas connu mon père.

En attendant, même s'il est encore très tôt en Colombie, je peux enfin faire ce que j'attends depuis la veille : je compose le numéro, prends une grande inspiration, puis retiens mon souffle.

Une sonnerie lointaine retentit.

— *¿ Hola ?*

C'est une voix masculine.

Je bénis le ciel d'avoir pris espagnol LV2, et demande à parler à Serena.

— Je ne connais pas de Serena. Vous faites erreur.

Il s'apprête à raccrocher, mais je le retiens.

— Attendez... Depuis combien de temps avez-vous ce numéro ?

— Ça ne vous regarde pas il me semble, mais je dirais un an environ.

— Alors Serena est peut-être l'abonnée précédente ?

— Je n'en ai aucune idée. Désolé mais je ne peux rien faire pour vous. Au revoir, madame.

Il raccroche aussi sec.

Déception magistrale.

Ce numéro de téléphone, c'était ma seule piste sérieuse.

Je rentre chez moi en traînant les pieds, repassant toutes les données dans ma tête. Mais je ne vois rien d'autre qu'un amas informe.

*

Je suis dans cet état de déprime absolue quand je pénètre dans l'appartement.

Alors que j'avance dans le couloir, perdue dans mes pensées, César surgit.

— Tu m'as fait peur ! Qu'est-ce que tu fais là, tu n'es pas en cours ?

— Et toi ?

— OK. Touché.

Et César reste planté devant moi, les bras croisés, un air de défi sur le visage.

Il sourit étrangement. Mais il faut bien avouer que mon frère est un garçon étrange. Assez particulier, disons.

Malgré son allure de geek à lunettes, c'est un impulsif, un fonceur passionné de boxe, qui se pointe souvent à la fac couvert de bleus – ce qui a d'ailleurs valu à ma mère des soupçons de maltraitance de la part de l'équipe enseignante du lycée, par le passé. Il est aussi bourré d'humour, un brin idéaliste, et brillantissime à l'école. Il l'a toujours été. Sans forcer, il a obtenu son bac avec des notes extrêmement élevées. Il fait des études d'informatique qu'il domine totalement. César a dix-neuf ans, soit quatre ans de moins que moi, mais scolairement nous n'avons que deux ans d'écart. Lui a un an d'avance, et moi… moi je me suis cherchée, l'année qui a suivi la mort de papa.

Depuis son décès, les liens entre mon frère et moi sont devenus plus forts. C'est troublant, cette connexion entre nous. Nous nous parlons peu, mais j'ai le sentiment que nous nous comprenons.

Enfin, la plupart du temps, parce que là, je ne comprends pas pourquoi il m'empêche d'avancer.

— Euh… je peux passer ?

— Ah non, je ne crois pas, non.

— Ça fait deux fois « non », et pourtant telle que vous me voyez cher monsieur, je vais passer et aller dans ma chambre. Je suis crevée. Je pense que je couve quelque chose.

— C'est peut-être un message secret que tu couves ?

Mon corps se tend.

— Quoi ? De quoi tu parles, César ?

— Ça fait deux fois « quoi », mais je te pardonne. Tu ferais bien de venir avec moi, j'ai quelque chose à te montrer.

Je le suis dans la cuisine, le cœur battant.

Il est quatorze heures, et je déduis de l'état de la table que mon frère était en plein repas : banane-pâte à tartiner, le combo gagnant. Je ne sais pas comment il fait pour être aussi mince avec ce qu'il mange comme sucreries.

César s'assied et me regarde avec un sourire à la fois triomphal et énigmatique. Comme je ne dis rien, il mord dans sa banane et me tend une feuille blanche format A4.

Je reconnais les hiéroglyphes de la veille :

(6x6) BR.IERNIPX.IPAH.2L.NOC08MNEOA 9AENDV.

Je me dis que je peux encore tenter de feindre l'ignorance.

— Qu'est-ce que c'est ?

— Impressionnant, ce petit air de ne pas y toucher. Actors Studio, bravo.

Il éclate de rire, et continue.

— Bon, assez rigolé, Phoenix. Figure-toi que j'ai trouvé ceci dans l'historique de navigation. Tu sais, moi je fais super gaffe à effacer mes traces quand je ne veux pas qu'on sache ce que je trafique sur le web. Tu devrais en faire autant.

— OK, tu as trouvé ça dans l'historique de Google… et donc ?

— Et donc retourne cette feuille, Sherlock.

Je m'exécute.

Je tressaille. Et le regarde, incrédule.

Au verso, mon frère a écrit :

BNP.MARIANNE.PHOENIX.CODE.20AVRIL89.

5

Mon frère est extrêmement fier de lui. Et dans ces cas-là, il en fait des caisses.

Il trépigne, prend des poses inspirées.

— Avoue, tu es impressionnée.

Il n'a pas tort. Je suis à la fois intriguée et épatée.

— J'admets. Comment as-tu fait ?

— Alors vois-tu, jeune Padawan ignorante…

— N'en fais pas trop, quand même.

— OK, bon. Hier soir, quand j'ai pris l'ordinateur…

— Tu veux dire cette nuit, puisque je l'ai déposé dans le salon vers deux heures du matin.

— Soir, nuit, *who cares* ? Si tu veux savoir, il va falloir arrêter de me couper tout le temps.

Je hoche la tête, les lèvres closes en guise d'approbation. Il sourit.

— J'aime mieux ça. Je disais donc… Quand j'ai récupéré l'ordinateur, j'ai trouvé cette suite incompréhensible de signes dans l'historique de navigation. Naturellement, je me suis demandé de quoi il s'agissait, et laquelle de vous deux avait fait cette recherche. Maman, ou toi ?

Mon sang se fige. J'espère que César n'a pas prévenu ma mère. Mon visage doit me trahir, puisqu'il ajoute :

— T'inquiète, je n'ai rien dit à maman. J'ai regardé l'horaire de la recherche, et je sais pertinemment qu'après minuit, maman roupille devant ses amis les chasseurs. Donc j'avais ce truc bizarre en main et je me suis douté qu'il y avait quelque chose à découvrir. Alors j'ai fait une petite enquête *à ma façon*. J'ai demandé de l'aide à quelques amis sur le *web parallèle*, celui que *les gens bien comme toi* ne fréquentent pas. Et j'ai eu pas mal de réponses. Je n'ai pas écrit la suite en entier, j'ai juste essayé de comprendre ce que pouvait signifier le *(6x6)* du début, et on m'a orienté assez vite vers la méthode des carrés de transposition.

César saisit la feuille A4 et se met à tracer une grille, puis à la remplir.

— Tu te fais un sudoku ?

— Je n'y avais même pas pensé, mais t'as raison, ça y ressemble. Tu vois, il faut rentrer chacun des signes à l'horizontale dans un carré de six cases sur six cases… Et ensuite il suffit de lire le message en vertical. Et là, alléluia, tout s'éclaire : BNP.MARIANNE. PHOENIX.CODE.20AVRIL89.

B	R	.	I	E	R
N	I	P	X	.	I
P	A	H	.	2	L
.	N	O	C	0	8
M	N	E	O	A	9
A	E	N	D	V	.

Je regarde mon frère, qui bombe le torse.

— Je suis bluffée, bravo. T'es quand même assez balèze.

— Ravi de te l'entendre dire. Ça fera cinquante euros. Ou bien un million, peut-être, si ce code mène à un trésor ? Tu m'expliques maintenant pourquoi tu as cherché à déchiffrer ce truc qui ressemble à s'y méprendre au chemin d'accès vers un coffre à la BNP, et qui contient à la fois ton prénom, celui de maman et une date… assez spéciale ?

César a raison. Ce qui apparaît en clair, c'est la date de mariage de nos parents. Puisque mon père est l'auteur de ce message caché – si j'avais encore des doutes, ces dernières découvertes viennent les balayer –, le choix de ce code, la mention du prénom de ma mère… tout cela éloigne de plus en plus la thèse de la maîtresse.

Mais ce léger soulagement ne peut occulter ce que la découverte de ce message cryptique sous-tend :

papa avait bien des choses à dissimuler, et probablement un coffre dont nous ignorions l'existence.

Que nous cachait-il ?

Perdue dans mes pensées, j'en ai presque oublié César, dont la mine renfrognée masque mal l'impatience.

— Phoenix, tu m'expliques, maintenant ?

Je ne suis pas sûre de vouloir entraîner mon frère là-dedans. Je n'ai aucune idée de ce qu'il nous reste à découvrir, mais je pressens que cela pourrait se révéler dangereux. Je le lui dis.

— Phoenix, t'es sérieuse ? Tu m'as bien regardé ? Je suis plus que prêt, et après ce que tu viens de me dire, j'ai encore plus envie de savoir.

Je l'observe quelques instants. Il prend ses yeux de petit chat implorant. Impossible de reculer.

J'inspire une dernière fois. Et je me lance, essayant de ne rien omettre.

Mon récit achevé, César se tait. Baisse la tête.

L'heure n'est plus à la plaisanterie. Il lui faut intégrer toutes ces nouvelles données. Pour lui qui vient de passer trois ans à détester notre père, le choc est intense. Même si nous n'en parlons pas, je sais que César voue une haine terrible à papa, qu'il évacue – entre autres – par la boxe. Pour César, plus encore que pour moi, son aura a été définitivement ternie par les soupçons d'adultère.

À cet instant précis, mon frère vient tout simplement de se rendre compte qu'il s'est sans doute trompé, lui aussi, sur toute la ligne. Qu'il a peut-être fermé son cœur pour rien à cet homme qu'il a tant aimé. La douleur est fulgurante.

Je m'approche, et le prends dans mes bras. Il se met à pleurer.

Lorsqu'il se redresse, c'est un petit garçon qui plante son regard humide dans le mien.

— Pourquoi il n'a pas écrit mon prénom ? Pourquoi il n'y a que vous deux ? Tu crois qu'il m'aimait moins que toi ?

— Ne dis pas de bêtises. Papa nous adorait tous les deux. Je me suis aussi posé cette question, hier. Et pour moi la réponse est évidente : tu étais mineur, à l'époque. S'il s'agit bien d'un coffre, il lui était sans doute impossible de le mettre à ton nom. Car une chose est certaine : papa t'aimait.

César me regarde, en silence.

Nous restons ainsi quelques instants. Immobiles.

— Qu'est-ce qu'on va faire, Phoenix ?

Il me pose cette question pour la forme, mais lui comme moi le savons : d'ici quelques minutes, je vais me rendre à l'agence BNP dans laquelle sont domiciliés nos comptes en banque, à Paris, près de notre ancien chez-nous.

Je ne sais pas s'il y a un coffre, ni si je pourrai y accéder. En vérité je ne sais pas grand-chose. Mais il faut bien commencer quelque part.

6

Il nous faut une bonne heure pour parvenir à destination.

Je pensais y aller seule, mais César a insisté, et finalement je suis heureuse qu'il soit à mes côtés.

Tout au long du trajet, nous tentons de deviner ce que contient ce fameux coffre. César s'enflamme et imagine y trouver une arme, beaucoup d'argent, de la drogue… Je lui rappelle qu'il s'agit de notre père. Il me répond qu'il s'agit d'un coffre, protégé par un message crypté. Et que désormais, tout est possible.

Nous parvenons à destination vers seize heures. L'agence ferme dans une heure, nous sommes dans les temps.

Avant d'entrer, César me suggère d'ôter mes piercings.

— Il faut que tu aies l'air d'une fille super gentille, ne va pas leur faire peur.

— Sympa. Parce que tu trouves que je fais peur ?

— Non, mais tu vois ce que je veux dire. D'ailleurs c'est bien pour ça que tu te perces à différents endroits de ton corps, non ? Tu aimes l'idée que les gens te trouvent *différente*. Qu'ils se tiennent à distance de toi, parce que tu n'es pas prête à te laisser apprivoiser. Je sais tout ça, c'est pareil pour moi, avec ma gueule bleutée tous les quinze jours.

Mon frère me connaît tellement bien... Mais je ne peux évidemment pas l'avouer, alors je réponds :

— N'importe quoi.

Il se marre.

— Souviens-toi, Phoenix : ça se voit, quand tu es mal à l'aise.

J'enlève les piercings de mes sourcils, de mon nez. J'en garde seulement deux sur chacune de mes oreilles, je glisse les autres dans la poche de mon pantalon, réajuste mon débardeur, et nous entrons.

À l'accueil, en tendant ma carte d'identité, je demande le plus simplement du monde à « accéder à mon coffre ». Je n'en reviens pas de prononcer ces mots.

L'employée devant moi effectue quelques allers-retours entre son écran, ma pièce d'identité et mon visage, puis elle sourit et me lance :

— Si vous voulez bien me suivre...

César nous emboîte le pas, mais elle l'arrête.

— Je suis désolée, monsieur, je vais vous demander de patienter. Seule Mme Lancenay peut y accéder.

Je lis de la tristesse dans les yeux de mon frère, qui sourit faiblement et répond, à son corps défendant :

— Bien sûr, aucun problème.

*

Une fois face au coffre, pas plus grand qu'une valisette d'enfant, l'employée me laisse seule.

— Prenez le temps dont vous avez besoin. Je vous attends, de l'autre côté de la porte. Dès que vous aurez terminé, appelez-moi. À tout à l'heure.

Le coffre comporte un clavier.

Je sens les battements de mon cœur résonner jusque dans mes bras, dans mes jambes.

Je prends une grande inspiration, et je saisis la date de mariage de mes parents.

J'entends un mouvement mécanique. Une serrure qui se déverrouille.

Tout cela est surréaliste. J'ai l'impression d'être dans un film d'espionnage. Je m'attends presque à voir débarquer Daniel Craig, un verre de vodka Martini à la main. Mais il n'y a rien d'autre que ce coffre.

J'ouvre l'étroite porte, et regarde à l'intérieur.

Il n'y a qu'un minuscule objet. Une simple clé USB.

Enfin non, à vrai dire elle n'est pas si *simple*, cette clé USB recouverte de cuir brun. Je la connais très bien : c'est celle que César et moi lui avions offerte pour la fête des Pères, l'année précédant sa mort. L'émotion me submerge. Je m'assieds sur la chaise mise à ma disposition, ferme les yeux et tente de réguler ce qui peut l'être.

Je glisse à nouveau ma main dans le coffre, par acquit de conscience.

Mais il n'y a rien d'autre.

Alors je fourre la clé USB dans la poche de mon pantalon, au beau milieu de mes piercings, puis je referme le coffre, et sors de la pièce.

Alors que la jeune femme me raccompagne, une question me traverse : un coffre, ça n'est pas gratuit. Qui paie, depuis toutes ces années ? Je pense connaître la réponse, mais j'aimerais en avoir le cœur net.

— Dites-moi, je me demandais si… s'il y avait toujours suffisamment d'argent sur le compte, pour régler les mensualités du coffre ?

— Je regarde et vous dis ça tout de suite.

Elle pianote sur son ordinateur, et acquiesce en souriant.

— Votre père avait versé l'équivalent de dix années de cotisations, nous avions accepté un règlement anticipé, ne vous en faites pas, mademoiselle, vous n'aurez rien à débourser avant septembre 2022.

— Merci beaucoup, me voilà rassurée.

La jeune femme me raccompagne, j'évite de croiser le regard de César, et je la salue le plus calmement possible alors qu'en moi tout bouillonne.

*

À la sortie, je tends la clé USB à mon frère.

— C'est notre clé, Phoenix. Tu la reconnais ?

— Bien sûr, je la reconnais.

— Et c'est tout ce qu'il y avait ?

— Oui. Mais j'ai aussi eu la confirmation que papa avait tout prévu : il avait payé la banque à l'avance, pour que ce coffre existe encore quand on approchera de la trentaine.

César se mord la lèvre, exactement comme le fait notre grand-mère.

— Phoenix, j'ai peur de ce que peut contenir cette clé. Si papa l'a cachée de cette façon, c'est qu'il y a sûrement dedans des choses…

— … dérangeantes, oui. Je n'en mène pas large, moi non plus. Mais on est ensemble, alors on va affronter ça tous les deux, OK, *bro'* ?

César hésite un instant. Puis il esquisse un sourire, mêlé d'inquiétude.

— OK, *sis'*. Dépêchons-nous de rentrer à la maison.

★

Nous parvenons chez nous en sueur, ayant pratiquement couru sur le dernier kilomètre. Il est près de dix-neuf heures, et d'ici peu notre mère sera là. Aucun de nous ne veut attendre une seconde de plus, il nous faut découvrir le contenu de cette clé aussi vite que possible.

Nous nous installons sur le canapé du salon, posons l'ordinateur sur la table basse encombrée de magazines people dont notre mère, étrangement, raffole – peut-être que cela la rassure, de constater que même les gens riches et célèbres ont des peines de cœur et des personnes qui meurent autour d'eux.

César insère la clé USB. Une fenêtre s'affiche. Avec deux fichiers seulement.

— Il y a un document Word et une vidéo qui dure trois minutes, vingt-trois secondes.

— Rien d'autre ?

— Tu le vois comme moi. Je suis informaticien, pas magicien. Je ne peux pas multiplier les fichiers par la simple force de ma pensée. Tu es prête ? On y va ?

— On y va.

César double-clique sur le fichier vidéo, une nouvelle fenêtre s'ouvre.

Nous découvrons, abasourdis, l'image de notre père, dans le salon de notre ancien appartement. Visiblement, il s'est filmé lui-même, assis sur le canapé où nous nous trouvons en ce moment même.

Son visage… et surtout, sa voix. Sa voix que je pensais avoir oubliée.

Elle est là. Si vivante.

Je regarde l'écran et plus rien n'existe que les yeux verts de mon père, et ces sonorités familières, qui me chavirent.

Je suis une enfant. Perdue. Seule. Tout mon corps se rétracte. La douleur que je pensais contenue remonte soudain, et balaie tout sur son passage.

J'aimerais le serrer dans mes bras, lui dire que je suis désolée d'avoir voulu l'oublier. Que je suis désolée d'avoir abandonné le piano, de l'avoir déçu, lui qui croyait tant en moi.

J'aimerais hurler ma rancœur, le déchirement de l'abandon, le vide et le trop-plein, les plaies prêtes à se rouvrir.

J'aimerais l'embrasser, lui dire que je l'aime, qu'il me manque, que je sais bien que je dois faire mon deuil maintenant, qu'il est temps. Mais que c'est trop violent de fermer la porte définitivement, que je n'y arrive pas.

C'est fort, cet instant. C'est beau, cet instant.

Mais c'est tellement dur.

Je sens une digue céder. Comme si toutes les souffrances accumulées depuis trois longues années avaient décidé de sortir de mon corps.

Je fonds en larmes.

Une vraie crise de larmes. Celle que j'étouffais, et qui m'étouffait, depuis trois ans. Celle qui brûle et qui soigne à la fois.

Je n'écoute plus rien, je ne vois plus rien.

Je sanglote, et renifle bruyamment.

César met la vidéo sur *Pause*, car les secousses qui m'agitent recouvrent tout.

— Eh bien toi, tu ne fais pas les choses à moitié. Soit tu ne pleures pas pendant des années, soit c'est les chutes du Niagara !

Ses yeux brillent aussi. Il me serre contre lui, et me dit :

— Chacun son tour, parce que si on pleure tous les deux en même temps, on va plus s'en sortir…

Heureusement qu'il est là, mon petit frère.

Je laisse passer quelques secondes, et puis je me sens prête. Nous reprenons la vidéo. Nous ne sommes pas au bout de nos surprises.

Face à la caméra, notre père explique avoir en sa possession les résultats d'une étude suggérant fortement la responsabilité du Clear dans l'apparition de cancers chez l'homme. Et avoir de bonnes raisons de penser que sa vie est menacée.

— J'ai peur, mes amours. Lumière est une entreprise dangereuse, qui a tenté de m'acheter il y a quelques semaines. Et qui n'hésite pas à éliminer quiconque se met en travers de sa route, j'en ai la certitude. Si vous êtes en train de visionner cette vidéo, c'est que mes craintes étaient fondées et que je ne suis plus là pour en parler. Surtout, ne tentez rien seuls. Vous seriez en danger.

Papa marque une pause, baisse la tête. On sent qu'il est ému. Les larmes emplissent mes yeux, et ceux de César, de nouveau.

Puis papa regarde droit devant lui, et c'est comme s'il s'adressait à nous directement. Ça paraît tellement réel, j'ai l'impression que je pourrais sentir sa peau, si je touchais l'écran.

— Je vous aime, tous les trois. Plus que tout.

C'est la fin de la vidéo.

J'essaie de garder une contenance, un semblant de dignité. Mais mes mains, mes lèvres, tout en moi tremble. Je ne regarde pas César mais je perçois son émotion, identique.

Toujours en silence, j'ouvre le second document. C'est un fichier texte sans titre, sans auteur. Je fais défiler le curseur vers le bas.

C'est l'étude dont papa parle dans la vidéo.

Ses conclusions sont accablantes. Il est écrit noir sur blanc que le Clear agit comme un perturbateur de la multiplication cellulaire. Autrement dit, que le Clear provoque de manière directe l'apparition de cancers.

Je regarde César, enfin. Il est aussi dévasté que moi.

Il me dit que j'ai un visage atroce, je lui réponds qu'il est tout à fait hideux, et nous éclatons de rire, entre deux reniflements. Un de ces rires salvateurs, une bulle d'air pour ne pas sombrer.

L'heure du retour de maman approche, nous ne pouvons pas nous permettre qu'elle nous trouve dans cet état.

Alors j'entraîne César dans ma chambre, et ferme à clé.

Nous attendons en silence. Comme moi, mon frère réfléchit aux implications de ce que nous venons d'entendre et de lire. Comme moi, il est sûrement bien en peine de décider quoi que ce soit.

Mais nous avons besoin de parler, de raisonner ensemble.

C'est lui qui commence.

— Phoenix, il faut qu'on aille montrer ça à la police.

Je prends quelques instants, avant de lui répondre.

— Je sais bien que c'est le premier réflexe qu'on devrait avoir, mais on a quoi en notre possession, au juste ? Une vidéo de papa, qui accuse un groupe pesant des milliards d'euros de le menacer… et une étude, dont je suis certaine qu'on ne trouvera aucune trace dans une quelconque revue scientifique, et dont on ne connaît pas les auteurs. Rien d'autre que ça, et un rapport de la police colombienne concluant à un accident de voiture, il y a trois ans. Aucune chance qu'une enquête soit déclenchée en France. En revanche…

— En revanche, en supposant que ce que dit papa est vrai, si on « sort du bois » en allant voir la police, ça pourrait bien provoquer des réactions en chaîne, et donc de gros risques pour nous. Oui, je suis d'accord. Tu es la voix de la raison, ma sœur. Alors, on fait quoi ?

— Toi, tu fais ce que tu veux, mais moi je vais vite remettre mes piercings et me remaquiller avant que maman ne rentre. Elle ne doit pas nous voir comme ça.

— Tu ne crois pas qu'on devrait la mettre dans la confidence ? Après tout, la vidéo lui était aussi adressée.

— Et qu'est-ce qu'elle ferait de plus que nous ? Tu as vu l'état dans lequel ça nous met ? Imagine pour maman… Moi, j'ai peur qu'elle fasse une connerie. Qu'elle ne puisse pas garder ça pour elle et qu'elle se mette en danger. Je crois qu'il faut la laisser en dehors de tout ça. Le plus longtemps possible, en tout cas. Si un jour on n'a plus le choix, alors on lui parlera.

*

Lorsque ma mère rentre, elle est surprise de nous voir là, César et moi. Et de nous voir ensemble. D'ordinaire, chacun est dans sa chambre, et la seule interaction entre nous tous a lieu lorsque nous dînons, le journal de vingt heures de TF1 ou le *Soir 3* en fond sonore dans le salon.

Elle vient nous embrasser.

— Vous êtes malades, les enfants ?

— Pourquoi tu dis ça ?

Sans nous en rendre compte, César et moi avons répondu la même phrase, en simultané.

— Hou là… de mieux en mieux. En stéréo, maintenant. Qu'est-ce que vous complotez, tous les deux ?

Je regarde César, il sourit mais je lis dans ses yeux ce qu'il lit dans les miens : nous sommes vraiment nullissimes en matière d'actions secrètes. Il va falloir que l'on se ressaisisse. Et vite. Heureusement, maman passe à autre chose.

— Je croyais que vous étiez du soir, aujourd'hui ?

Je réponds la première.

— Non, moi je suis du matin, demain. Je me lève à cinq heures.

— Et moi… tu sais maman, c'était mon dernier jour hier.

Putain, je l'avais complètement oublié, ce truc-là. Et maman l'avait sûrement enfoui dans un coin de sa tête, évitant d'y penser coûte que coûte : mon frère a obtenu une bourse, qui lui permet d'étudier un an à l'étranger. Il s'en va dans quelques jours, et ne reviendra que pour les vacances de Noël, soit dans trois mois, les finances familiales ne permettant pas mieux.

Je vois le trouble dans les yeux de maman, et aussi dans ceux de César. Après ce que nous venons de visionner, son départ si proche doit lui tordre les boyaux, purement et simplement.

— C'est vrai, mon chéri. C'est… Je suis triste que tu partes si loin, mais je suis heureuse car je sais que c'est pour ton bien. Je suis fière de toi, tu sais.

Maman me regarde, et puis elle ajoute en venant déposer un baiser sur ma joue :

— Et de toi aussi, ma chouchoute en sucre.

— J'aime pas quand tu m'appelles comme ça !

— Tu auras beau te cacher derrière ces trous sur ton visage, quoi que tu fasses tu resteras toujours ma chouchoute en sucre, même quand tu auras cinquante ans.

César me donne un coup de coude en riant.

— Mais oui, ma chouchoute en sucre, ça te va tellement bien, tu devrais penser à te le faire tatouer sur la fesse gauche, ha, ha. Et je ne pars pas si loin, maman. Amsterdam est à trois heures et demie de Paris, dès que j'aurai trouvé un boulot pour le soir, je reviendrai, promis.

— César, je t'ai déjà dit de ne pas te préoccuper de ça. Tu dois te concentrer sur tes études. C'est une chance, d'avoir eu cette bourse. Je ne veux pas que tu travailles, là-bas. Et puis je ne suis pas sûre que tu puisses, légalement. Alors ne va pas faire des choses interdites, hein ! Profite d'Amsterdam. C'est une occasion unique.

Le dîner est plus joyeux que d'ordinaire. Maman est ravie. César et moi savons bien pourquoi règne cette ambiance au beau fixe : parce que chacun de nous tente de masquer ses terrifiantes pensées en surjouant la famille parfaite. Pour le coup, c'est très réussi.

Après le dessert, nous prétendons avoir rendez-vous avec quelques amis, pour fêter le départ de César. Maman s'étonne que nous ayons des amis communs, mais ne cherche pas plus loin. Elle me recommande de ne pas rentrer trop tard, puisque je me lève à cinq heures. Je promets, tout en n'en pensant pas un mot.

César et moi emportons l'ordinateur, et allons nous poser au fond du bar PMU du coin, qui s'est enfin équipé du wifi. Notre objectif de la soirée, c'est d'en savoir plus sur l'affaire des jardiniers d'Alès.

Yohann m'a envoyé en fin de journée un certain nombre de liens vers des articles de presse, des tribunes et des sites web d'associations militantes.

Ce que nous découvrons est pour le moins édifiant.

7

César et moi décidons de lire les articles sur les jardiniers d'Alès dans l'ordre chronologique de leur publication. Les premiers font la part belle aux témoignages des trois hommes ayant découvert l'appel au secours, et aux questions que leur trouvaille soulève. Chaque article finissant par le même constat : « Contacté par notre rédaction, le groupe Lumière n'a, pour le moment, pas réagi. »

En observant les photographies de plus près, nous sommes désormais convaincus que le petit message retrouvé dans le bouchon de Clear à Alès a la même origine que le nôtre : le papier est légèrement différent, mais il contient les mêmes mots et l'écriture semble identique.

Nous visionnons ensuite un reportage réalisé par un journaliste nommé Gaspard Cèze, qui s'est rendu sur place, dans la petite ville de Gurbănoşti, aux confins de la Moldavie occidentale. « Depuis quelques mois, raconte-t-il, on voit fleurir à Gurbănoşti tout un tas de problèmes médicaux, dont on n'avait jamais entendu parler auparavant. Notamment des épisodes au cours desquels, pour des raisons inconnues, tout un quartier se trouve soudain malade : éruptions cutanées, maux de ventre, maux de crâne terribles. Coïncidence troublante : depuis deux ans, Gurbănoşti est devenu le centre mondial de production du Clear. »

Le journaliste indique que des représentants des salariés ont été reçus par les dirigeants des usines Lumière. Ils ont déroulé leurs questions et revendications : les ouvriers aimeraient porter des gants de protection lorsqu'ils manipulent les machines et les produits, des masques les jours où les vapeurs irritent leurs narines plus que d'ordinaire. Certaines familles voudraient savoir s'il y a un lien entre les maux de tête et les poissons que l'on voit parfois flotter sur la rivière voisine. Et si l'entreprise n'y aurait pas une part de responsabilité.

Les médecins de l'hôpital – en partie financé par Lumière, souligne Gaspard Cèze – se sont montrés rassurants. Quant aux dirigeants des deux usines roumaines, ils ont décidé d'accorder à l'ensemble du personnel une généreuse revalorisation salariale, présentée comme non corrélée aux revendications. L'impact de cette augmentation étant considérable pour la population, et le spectre de la délocalisation des usines en Asie bien présent dans les esprits, les quelques familles qui avaient déposé des plaintes les ont retirées, et les ouvriers qui osent encore s'interroger sur l'innocuité du procédé de fabrication sont très vite remis en place par les salariés eux-mêmes.

Gaspard Cèze affirme qu'une poignée d'irréductibles est toujours persuadée qu'il y a un vrai problème, que quelque chose leur est caché, que tout ça ne peut pas être uniquement le fruit du hasard. Alors un jour, l'un d'entre eux a eu l'idée du désespoir : celle de lancer, quasiment littéralement, des bouteilles à la mer. Des appels au secours. C'était une prise de risque extrême. Si quelqu'un avait trouvé un message lors du contrôle qualité quotidien, toute l'équipe présente lors des productions incriminées se serait fait licencier. Mais il fallait tenter. Puisqu'eux seuls ont compris que Lumière les tue, et que le monde regarde ailleurs.

Dans la liste d'articles et de vidéos envoyée par Yohann, le nom de Gaspard Cèze apparaît à plusieurs reprises, parfois surligné de vert, parfois de rouge.

Je clique sur un lien « rouge ».

Ça ressemble à une simple vidéo sur YouTube, mais c'est bien plus que ça : c'est un retournement de veste magistral, quinze jours après la diffusion du premier reportage. Gaspard Cèze est sur le plateau du journal de vingt heures d'une chaîne nationale, costume satiné, cravate, sourire à la fois humble et sûr de lui, cheveux gris ramenés en arrière. Il explique avoir été victime de faux témoignages, et présente ses plates excuses aux téléspectateurs, au monde de l'agriculture qui s'est senti attaqué, au groupe Lumière. Il est temps pour lui de prendre ses distances avec les accusations qui ont été portées. En France par ces jardiniers mythomanes dont il prononce les noms, et dont il est maintenant avéré que certains n'en étaient pas à leur coup d'essai en matière de larcins et autres mensonges. En Roumanie par ces ouvriers qui avaient probablement été payés par des concurrents de Lumière – une enquête est en cours – et qui sont en passe d'être licenciés.

Gaspard Cèze explique avoir fait l'erreur de ne pas se pencher assez précisément sur l'ensemble des dossiers scientifiques concernant le Clear, avant de réaliser son reportage en Roumanie. C'est une faute professionnelle, certes. Mais l'erreur est humaine. Il sait désormais que le Clear est un produit sûr. Cette polémique n'a que trop duré, l'heure est venue de tourner la page.

César lance une rapide recherche internet, accolant le mot « Lumière » au nom du journaliste, et devant nos yeux stupéfaits s'étale l'invraisemblable couverture d'un livre signé de sa main, au titre évocateur : *La Révolution du Clear. Ou comment une molécule a changé l'agriculture.*

La conclusion de César est sans appel :

— Putain de gros salopard, en quatre lettres ?

— Cèze ?

— Bravo, Phoenix, vous remportez votre poids en bouteilles de Clear. Ne me remerciez pas…

*

Le lendemain matin à la Défense, alors que j'avance, les mains fourrées dans les poches de mon sweat à capuche, je vois briller, au sommet d'un des bâtiments du quartier, des lettres mordorées auxquelles je n'avais jamais prêté attention. Je marque un temps d'arrêt, et frissonne, malgré la tiédeur de ce matin de septembre.

C'est le siège de Lumière.

La tour dans laquelle je travaille est toute proche. À vrai dire, avant les événements de ces deux derniers jours, mon seul contact avec le Clear, maintenant que j'y repense, c'étaient ces pubs débiles dans lesquelles on voit un gamin rire avec son père qui essaie de lui apprendre à dire « bio-dé-gra-dable ». Je ne connaissais pas le nom du fabricant. Aujourd'hui, tout se connecte dans mon esprit.

Je me dirige machinalement vers l'entrée de l'immeuble Lumière, et je remarque que les agents d'entretien qui entrent dans le bâtiment portent une blouse frappée du nom de mon employeur. Ça n'a rien de vraiment étonnant, puisque SoBeautiful – « la beauté du geste ménager, pour votre société » – est le sous-traitant restauration, propreté et sécurité de la plupart des boîtes du CAC 40. Mais je suis quand même surprise. J'ai donc des collègues – peut-être même des personnes que je connais – qui bossent dans les locaux de Lumière... Comme si tout me ramenait à cette entreprise, depuis la découverte du papier.

Bref.

Une fois mon boulot à la Défense terminé, je zappe évidemment les cours à la fac – l'année vient tout juste de commencer, il sera bien temps de rattraper tout ça – et je me dépêche de revenir à la maison. César est là, lui aussi. Aucun de nous ne peut penser à autre chose.

La mission matinale de mon frère, c'était de trouver le moyen de contacter l'un des jardiniers d'Alès. Lorsque je pénètre dans l'appartement, César me montre, triomphal, un numéro de téléphone. Ça le brûlait, mon petit César, d'appeler illico, mais il m'a attendue.

— Je savais que tu m'en aurais voulu éternellement, si je l'avais fait sans toi.

— L'éternité n'aurait pas été suffisante pour expier ta faute ! Et je te raconte même pas le mauvais karma de toutes tes vies futures...

— J'adore quand tu deviens mystique, ma sœur.

— Bon allez, on appelle Christian Berthier ?

— C'est parti, mon Cricri !

Sa blague est nullissime, mais ni lui ni moi n'avons fermé l'œil de la nuit, et dans ces cas-là, je pars au quart de tour. Alors je me mets à ricaner bêtement, et lui aussi.

— Ça va te manquer mes jeux de mots débiles quand je serai à Amsterdam, hein...

— Oh que oui, mon chouchou en sucre.

— C'est très bas, ça, et totalement injustifié.

Je compose le numéro de Christian Berthier, prépare ma voix la plus posée, la plus aimable. Mais à la première tentative, il nous raccroche au nez.

À la seconde, je parviens à lui expliquer que nous sommes de son côté.

Je parle de Greenwatch, il promet de réfléchir.

Juste avant qu'il raccroche, je décide de tenter la corde sensible. Je lui dis que cette histoire nous a touchés personnellement, que nous avons de bonnes raisons de penser qu'une personne *très proche* a pu être victime du Clear.

Alors, son ton change. Il marque une longue pause. Puis il nous indique ne pas pouvoir nous parler maintenant, mais promet de nous rappeler en début d'après-midi.

C'est sûrement une façon de se débarrasser de nous, mais nous n'avons pas d'autre choix que de patienter sagement.

*

César et moi profitons de la fin de la matinée pour nous rendre à l'ancien laboratoire de notre père, dans un grand centre de recherche près de Versailles. Un campus géant avec un nom anglais, créé pour concurrencer les grandes universités américaines.

— Une sorte de *Silicon Vallée de Chevreuse*, résume César, décidément très en forme.

Nous affrontons les mines à la fois gênées et pleines d'adorable compassion des ex-collègues de papa, et demandons si nous pouvons consulter ses dernières publications scientifiques.

Tout le monde ici a l'air tellement désolé que personne ne pose vraiment de questions sur les raisons de nos recherches. Nous expliquons vaguement avoir passé un cap dans notre deuil, et ressentir le besoin de mieux connaître notre père, *dans toutes les dimensions de sa vie d'homme*. C'est la formulation que j'emploie, et qui, associée à la gravité de mon visage, est à deux doigts de provoquer un éclat de rire de mon frère. César est d'ailleurs tout étonné que cette tirade grandiloquente parvienne à nous donner accès au réseau interne du labo. C'est pourtant le cas.

Nous imaginons bien que nous ne trouverons ici aucune trace de l'étude cachée dans le coffre, mais nous avons autre chose en tête. Nous avons retourné *le problème Serena* dans tous les sens, nous demandant si nous devions la considérer comme une alliée ou une ennemie. Et nous sommes tous deux intimement convaincus que si papa l'avait jugée dangereuse, jamais il ne nous aurait laissé son prénom et son numéro de téléphone. Bien sûr, nous ne savons toujours pas si elle était réellement sa maîtresse, mais la déclaration d'amour de papa dans la vidéo ne colle pas à la version du mari volage. Toutes nos recherches internet associant le prénom Serena et le nom de mon père se sont révélées infructueuses. Et il nous manque toujours le nom de famille de cette femme. Alors nous mettons beaucoup d'espoir dans les dossiers numériques stockés dans son labo.

Malheureusement, nous ne trouvons rien.

Je décide alors de m'adresser à Geneviève, l'ancienne assistante de papa.

C'est une femme d'une cinquantaine d'années un peu boulotte, au look vieillot à base de lunettes rondes cerclées de vert. Elle a travaillé quinze ans avec papa, et l'adorait. Geneviève est extrêmement souriante. Trop, puisque ses dents présentent d'atroces traces de rouge à lèvres dont j'essaie de faire abstraction.

Je lui demande si elle sait sur quoi mon père travaillait avant sa mort, et s'il y avait un lien avec le Clear.

— Charlie étudiait des sujets assez pointus de biologie cellulaire humaine, mais sans aucun rapport avec un pesticide. Voulez-vous que je vous envoie une copie de ses derniers articles, y compris les inachevés, qu'il n'a pas eu le temps de publier ? Comme ça, vous pourrez vous faire votre propre opinion, vous qui êtes aussi une scientifique.

— J'accepte avec plaisir. Merci beaucoup, Geneviève.

Je sais bien que César a déjà tout aspiré dans l'intervalle de notre discussion – et bien plus encore, mais ça, je ne peux pas lui dire.

— Geneviève, est-ce que vous pensez que papa aurait pu se faire des ennemis dans le monde professionnel ?

J'ai lancé cela sans introduction préalable, afin de capter au plus près la réaction de mon interlocutrice. C'est réussi, elle a l'air horrifié.

— Mon Dieu, Phoenix, non, bien sûr que non. Sans vouloir minimiser les travaux de votre papa... Certes ce qu'il étudiait était important, mais il n'y avait rien de polémique, à ma connaissance. Pourquoi posez-vous une telle question ?

Sa surprise est sincère, épidermique. J'en mettrais ma main à couper.

Je pense que je n'en tirerai rien de plus, et j'imagine que César a eu le loisir de récupérer ce qui était prévu. Il est temps pour nous de partir. Je tente une pirouette censée abréger la conversation.

— Aucune raison particulière. En fait je n'avais pas fini ma question, j'allais la compléter en vous demandant si papa aurait pu tisser des amitiés également... Nous nous sommes juste rendu compte que nous ne connaissions pas si bien les recherches de papa. Merci encore pour votre aide, Geneviève.

Je ne sais pas ce qui m'a pris de dire que nous ne connaissions pas bien ses travaux. Geneviève se lance dans une tirade sur les grandes qualités de chercheur de papa, son parcours, sa vie, son œuvre. Elle a l'air sincèrement émue, les trémolos dans sa voix ne mentent pas. C'est touchant en diable, bien sûr, mais qu'est-ce que c'est long...

Au bout d'une dizaine de minutes, je trouve une échappatoire, et nous parvenons à nous éclipser, en promettant de revenir de temps en temps.

Nous passons notre déjeuner à lire les dernières ébauches d'articles de papa, qui n'ont, comme nous le pressentions, aucun lien avec le Clear.

Au moment même où César ironise sur la très belle productivité de notre association de détectives privés – *deux agents, deux heures, zéro information* –, la sonnerie de mon téléphone retentit.

C'est le numéro de Christian Berthier.

Je réponds, fébrile. Et mets tout de suite le haut-parleur.

8

C'est moi qui vais mener l'entretien. César se tient à mes côtés, un crayon dans la main pour pouvoir m'écrire ses éventuels commentaires, et s'assurer que je n'oublie rien.

Christian Berthier est bouleversé de parler de toute cette histoire.

Ça le remue, ça lui rappelle son collègue. Ils étaient trois jardiniers à s'être embarqués dans cette sale affaire. Aujourd'hui, ils ne sont plus que deux.

Il accepte de rembobiner le fil, et nous l'écoutons religieusement.

— Vous savez, mademoiselle, quand nos visages et nos uniformes verts sont apparus en gros plan pendant le journal télévisé, c'est idiot mais notre premier sentiment, ça a été la joie de représenter notre profession. On se prenait pour les porte-parole de quelque chose, y avait de ça. Et on y a cru, un temps. Parce que avant toute la crasse, il y a d'abord eu un tourbillon positif.

Il marque une pause. Sa voix se serre légèrement.

— Pour Bertrand, mon collègue qui s'est suicidé, c'était particulièrement fort. Il passait du jour au lendemain du statut de jardinier discret issu d'une famille pauvre (ses parents, ils étaient dans la misère la plus totale...) à celui de héros, dont les médias s'arrachaient le témoignage. La fierté dans les yeux de ses proches, c'était dingue à voir. Je l'ai vu pleurer de bonheur, Bertrand, ce soir-là. C'était comme un débordement, d'être soudain le centre des attentions. Pour nous aussi, c'était fort. Mais je crois qu'il était beaucoup plus sensible que nous. Trop, sûrement. Il me l'a dit, qu'il pensait que ce jour, pour lui, c'était la chance qui tournait, enfin.

Nouvelle pause. Cette fois, l'émotion est teintée de colère.

— Quand on nous a accusés d'être des menteurs, c'est lui qui a pris le plus cher de nous trois. L'expert à la télé, il l'a bien dit : le Clear est un produit parfaitement sain, sans aucun danger pour l'homme, l'animal, l'environnement. Autorisé partout dans le monde. Est-ce que ces jardiniers pensent sérieusement que les centaines de milliers d'agriculteurs qui utilisent le Clear sont des empoisonneurs ? Après, il y a eu ce moment délirant au cours duquel ce gars, ce scientifique, a bu l'équivalent d'un dé à coudre de Clear. On a vu notre monde s'effondrer, et notre petite notoriété se retourner contre nous. Le scientifique a insinué qu'on était soit des affabulateurs à la recherche d'un petit instant de gloire, soit des pauvres bougres dupés par un collègue joueur, qui aurait glissé un message dans un bouchon, et puis nous comme des cruches on aurait foncé dans le panneau. Les idiots du village, quoi. Le soir même, on apprenait que Lumière avait porté plainte contre nous, pour diffamation. Lumière nous estimait responsables de plusieurs millions d'euros de perte de chiffre d'affaires.

Je regarde César, qui écarquille les yeux. Je n'en reviens pas non plus.

— Lumière a vraiment porté plainte contre vous ?

— Bien sûr qu'ils l'ont fait. On a eu très peur. Il s'agissait pas de ruiner nos familles, avec cette histoire. Alors on s'est posé des questions. Et on n'était d'accord ni sur les réponses, ni sur la marche à suivre. Est-ce que le bouchon était hermétiquement fermé, quand on a découvert le message ? Comment on pouvait en être aussi certains, après tout ? Peut-être qu'il avait raison, le scientifique, peut-être qu'on avait cru que ce putain de bouchon était scellé, mais qu'il ne l'était pas ? Peut-être que quelqu'un aurait pu ouvrir le bidon, glisser ce papier, et le refermer de telle façon qu'on n'y voie que du feu ? Nous, avec Jean-Paul, on n'était plus si sûrs. On s'est dit qu'il valait mieux s'excuser, dire qu'on s'était peut-être trompés, et puis arrêter les frais. Bertrand, lui, a tenu bon, il disait qu'il était certain. Qu'il l'avait juré sur la vie de ses enfants et de sa femme. Qu'il jurerait encore, si on le lui demandait. Question d'honneur. C'est ce qu'il a dit à la télé, encore une fois. Alors les critiques se sont concentrées sur lui. Et nous… nous, on a eu honte a posteriori, quand il a fait sa connerie. Mais sur le moment, on s'est dit : « Tant pis pour lui, s'il s'obstine comme ça. »

Christian Berthier a baissé la voix, à mesure qu'il progressait dans sa tirade. Murmurant presque les dernières paroles. Je lui laisse le temps de respirer. Respecte son silence. César sent mon émotion, il pose sa main sur la mienne.

Christian Berthier reprend son souffle et son récit.

— Des fouille-merde, pardonnez-moi mais y a pas d'autre mot. Ils sont allés fouiner dans les moindres recoins de la vie de Bertrand. Et vous savez quoi ? On se rend compte, dans des moments comme ceux-là, que les événements les plus insignifiants, éclairés par une analyse à charge, peuvent prendre une tout autre dimension. Un agent de sécurité d'une jardinerie d'Alès a témoigné que Bertrand avait un jour omis de payer un article, et même s'il ne le disait pas, tout le monde a bien compris que pour lui, il s'agissait d'un vol. Ensuite, il y a eu ce maudit journaliste qui est allé raconter qu'il avait été manipulé.

— Gaspard Cèze.

— Voilà. Moi, je refuse de dire son nom, à cette ordure, ou alors je crache systématiquement après l'avoir prononcé, pour nettoyer ma bouche. Mais lui, finalement, c'était rien, comparé à l'avalanche de témoignages d'utilisateurs du Clear, agriculteurs, jardiniers professionnels ou du dimanche, auxquels on a offert une tribune. Tous ont expliqué que si les consommateurs ont accès à toutes sortes d'aliments à des prix de plus en plus bas, c'est grâce au Clear, que certains manipulent d'ailleurs sans aucune précaution depuis des années, et sans avoir jamais eu un seul problème, pas même une irritation. Bien sûr, il y avait Greenwatch, qui soutenait qu'il fallait appliquer le principe de précaution et interdire le produit avant d'en savoir plus, qui parlait de soupçons de risques, venus d'Inde je crois. Mais la voix de l'ONG, elle était noyée au milieu de celles des politiques et des experts, qui rappelaient que des comités scientifiques européens avaient jugé ce produit parfaitement apte à être commercialisé, et qu'il n'y avait donc pas matière à polémiquer.

Christian Berthier prend une grande inspiration et ralentit son débit de parole, comme s'il voulait peser chacune de ses phrases, et leur insuffler la juste dose de solennité. Je sens monter en moi une colère sourde.

— Je vous passe les détails de la descente aux enfers de Bertrand, mais c'était pas beau à voir. Un jour, il s'est foutu par la fenêtre. C'est sa femme qui l'a trouvé. Le choc que ça lui a fait... Suite à ça, Lumière a abandonné les poursuites contre nous tous, ils ont dû se dire que ça les ferait passer pour des tortionnaires, s'ils s'entêtaient à pousser à bout des gens comme nous. Après quelques semaines d'émotion, tout s'est tassé. On ne nous en parlait presque plus, mais mon collègue Jean-Paul et moi, on a quand même décidé de déménager, parce que l'atmosphère autour de nous, elle était pas saine. Y avait toujours un doute : menteur un jour, menteur toujours… Moi, je vous dis une chose : je sais pas si ce message c'était du chiqué ou s'il était véridique, et j'en ai rien à foutre. Tout ce que je sais, c'est que si c'était à refaire, je fermerais bien ma grande gueule.

Avant de prendre congé, j'hésite à lui lancer la question qui nous démange depuis le début de la conversation, et que César m'a griffonnée sur un bout de papier. Comme si je pouvais l'avoir oubliée. Mais je dois la poser.

— Monsieur Berthier, vous souvenez-vous d'avoir été en contact avec un scientifique du nom de Charles Lancenay ?

— Attendez voir…

Tic-tac, tic-tac, tic-tac.

— Non, ça ne me dit rien, désolé.

César me jette un regard contrit.

— Et connaissez-vous une autre personne, une certaine Serena, espagnole ou colombienne ?

— Serena, comme la joueuse de tennis ?

— Oui, exactement.

— Pas du tout, non, je m'en souviendrais sinon…

César écrit un grand *FUCKED UP* sur la feuille devant lui. Je me contente d'un plus sage :

— Merci infiniment, monsieur Berthier.

★

Dans ma tête, tout est sens dessus dessous.

Lumière n'a aucun scrupule à intenter un procès, menacer de ruine et pousser au suicide des jardiniers. J'imagine donc ce qu'ils sont capables de faire face à un chercheur reconnu, sur le point de publier une étude à charge.

La voix de mon père se superpose au logo doré de Lumière, aperçu ce matin. À la photo de Bertrand Moreau, le jardinier suicidé. Aux gros bouillons de mon sang, à mon souffle saccadé, à mes poings serrés.

Je regarde César. Dans ses yeux, je vois une immense amertume.

Je ne sais pas si mon frère peut déceler ce qui se joue dans les miens.

Mais je n'ai jamais ressenti une telle fureur.

9

Le lendemain, César et moi décidons de remonter de la cave les documents de la police colombienne.

Nous n'apprenons rien de plus, mais comprenons pour quelle raison maman n'a jamais voulu que nous regardions les images qui lui avaient été envoyées. « Ces photos marquent la rétine d'une douleur indélébile », c'est ce qu'elle avait dit.

C'est exactement ce que je ressens en les découvrant.

La première image, c'est la voiture de papa. Ou plutôt ce qu'il en reste. Un amas de tôle froissée et calcinée, un véhicule aplati par la main d'un géant, voilà l'impression que cela donne. La violence du choc, de l'explosion, est résumée par l'état de cette carcasse informe.

La deuxième photo est plus déchirante encore : c'est la carte d'identité de papa. Malgré la déformation du plastique, on distingue encore le haut de son visage, ses yeux clairs, son front large et ses tempes grisonnantes.

Les deux dernières photos, personne ne devrait avoir à les visionner. Ce sont des photos qui incisent à vif, détruisent le cœur. On y voit ce qui ressemble à une phalange carbonisée, en gros plan. Sur cette phalange, l'alliance de papa. Une alliance tachée de noir, au creux de laquelle les prénoms de mes parents sont entrelacés.

César résiste, mais mes boyaux à moi se tordent. J'ai tout juste le temps d'arriver jusqu'aux toilettes. Je reste longtemps penchée au-dessus de la cuvette, agitée de spasmes.

Je ne suis pas certaine de pouvoir oublier ces images.

Maman avait raison.

*

Ces éléments sont les derniers de notre lamentable enquête.

Trois jours plus tard, César et moi n'avons pas avancé d'un millimètre.

En réalité, nous ne savons pas comment procéder. Nous sommes perdus.

César doit partir à Amsterdam dans deux jours. Il enrage de devoir me quitter maintenant, il ne veut pas me laisser seule avec toute cette histoire. Je me contente de lui répéter que cette histoire n'existe pas plus ici qu'à Amsterdam. On ne sait pas ce que l'on doit chercher, alors le lieu ne change rien.

Après moult séances de discussion-réflexion, César convient, à contrecœur, qu'il ne faut rien changer aux plans. Et puis, comment pourrait-il expliquer son désistement à maman ? Elle qui rêve d'une vie plus belle pour nous ne comprendrait pas qu'il gâche ainsi l'occasion qui lui est offerte.

César envisage de lui parler de nos découvertes, mais je suis pour ma part toujours très stricte sur le sujet : maman ne pourra rien faire de plus, et remuer tout cela la briserait, j'en suis certaine. César me répète qu'elle est bien plus forte que je ne le pense, qu'elle pourrait résister. Mais je ne veux pas prendre le risque. Nous avons déjà perdu notre père. Il n'est pas question de mettre la santé mentale ou physique de notre mère en jeu. J'évoque sa lourde dépression trois ans plus tôt, je convoque l'implacable mécanique de destruction du jardinier Bertrand Moreau, et César approuve.

Pour le moment, il nous faut rester silencieux, ne rien révéler à quiconque, réfléchir encore. Et vivre *comme si de rien n'était* – même si c'est difficile.

*

L'au revoir est déchirant. Maman ne s'attendait pas à ce que César et moi soyons aussi émus. C'est elle qui, prise de court, doit se contrôler, et nous réconforter.

— Trois mois, c'est court, mes amours. Et puis vous pouvez vous appeler par Slaïpe.

Nous éclatons de rire, et César corrige :

— Skype, maman, S-k-aïpe.

*

Je retrouve le chemin de l'université.

Les profs se succèdent, et moi je ne les vois pas. J'ai l'impression d'être devenue une machine inapte à la concentration. Comment pourrais-je reprendre le cours de ma vie normale ?

Je passe plusieurs soirées à me documenter sur Lumière. À vrai dire, je suis obsédée par ce groupe. Je découvre qu'ils ont déjà fait l'objet de plusieurs procédures pénales, il y a une vingtaine d'années. De graves accusations avaient alors été portées contre des produits de leur portefeuille de l'époque. Des produits interdits d'utilisation depuis, puisque des études ont finalement prouvé leur nocivité. Pour ces affaires passées, les morts se chiffrent par centaines. Mais Lumière est parvenu à passer entre les mailles du filet, à démontrer devant les tribunaux qu'au moment où ils les commercialisaient, ces produits étaient autorisés par les instances réglementaires, et qu'ils en ignoraient la dangerosité.

Personne n'est jamais parvenu à démontrer que des études avaient été truquées. Personne n'est jamais parvenu à démontrer que des experts, des journalistes ou des politiques avaient été achetés.

Personne n'a jamais été condamné.

Je me répète ces mots, pour mieux les ancrer dans ma réalité. Jamais. Aucune. Condamnation.

Aussi incroyable que cela puisse paraître.

Je décide d'étendre mes recherches au traitement médiatique et judiciaire des plus grands scandales sanitaires de ces dernières décennies. Et je constate avec effroi que la voie légale, malgré le soutien des ONG dans la mobilisation citoyenne, n'aboutit que très rarement. Les entreprises mises en cause financent des bataillons d'avocats, dont la mission est de décourager les parties civiles en retardant les échéances, les jugements. Pour cela, tout est permis : traquer les vices de procédure, demander des bilans psychiatriques et autres expertises consommatrices de temps. Au bout de quelques années, la plupart des plaignants n'ont plus assez d'argent pour continuer à payer leurs propres avocats, alors ils abandonnent le combat. Le comble du cynisme, c'est que le report des procès voit disparaître progressivement les victimes, qui meurent des maladies attribuées auxdites entreprises… et dont les familles jettent l'éponge à leur tour.

Le plus choquant dans toutes mes lectures, c'est la désincarnation de l'entreprise. L'entité est identifiée bien sûr, mais on ne cite que très rarement le nom de ses dirigeants. Pourtant, les orientations d'une organisation ne sont pas déterminées par une intelligence artificielle. Il y a des personnes humaines aux commandes. Des femmes, des hommes, qui chaque jour prennent des décisions conscientes. Qui chaque jour ont le pouvoir de dire stop. Qui, chaque jour, choisissent de continuer. De sacrifier des vies sur l'autel du profit. Ces gens-là n'ont rien d'abstrait. Ils existent bel et bien.

Comment les qualifier ? Pour moi, la réponse est limpide.

Ce sont des assassins.

Les dirigeants de Lumière peuvent dormir tranquilles. Ils sont à l'abri, bien planqués derrière un système judiciaire, politique et financier qui leur est favorable, et probablement protégés par des fusibles à tous les étages de l'entreprise. Des petites mains, des boucs émissaires qu'ils accuseraient sans vergogne de ne pas les avoir informés. Eux resteraient droits dans leurs bottes : ils ne savaient rien.

Je reprends la masse de liens et de documents que Yohann a continué à me transmettre, et je les observe maintenant avec un œil aguerri. La mécanique d'étouffement des divers incidents concernant le Clear m'apparaît, limpide. Dans un premier temps, une communauté géographique restreinte, le plus souvent dans un pays lointain, fait état de coïncidences troublantes entre apparition de problèmes de santé inédits et exposition au Clear. Une équipe médicale locale, avec peu de moyens et une crédibilité scientifique faible, expose publiquement ses craintes. Des ONG soutiennent ces démarches, demandent des explications à Lumière et aux autorités compétentes. Lumière produit en retour les études ayant servi à l'homologation du Clear, montrant la totale innocuité du produit. Quelques personnalités montent au créneau pour défendre l'entreprise, dont des hauts fonctionnaires du ministère de l'Agriculture dudit pays, et les populations locales ne font pas le poids face à l'arsenal de communication et de lobbying déployé par le camp adverse.

Résultat : le produit est toujours autorisé, par toutes les instances sanitaires mondiales. Des milliers de personnes sont probablement en train d'être empoisonnées, et continueront de l'être, si personne ne fait rien.

Il suffirait pourtant simplement d'appliquer le principe de précaution.

Mais Lumière est puissant.

Quand les pressions citoyenne et judiciaire deviendront trop fortes pour continuer de prétendre ne rien savoir des terribles effets de son produit, Lumière négociera un délai de retrait, écoulera ses stocks, et remplacera le Clear par une nouvelle poule aux œufs d'or, encore vierge de tout détracteur. Comme ils l'ont fait par le passé.

Alors que j'arrive au bout de ce que mon cerveau peut supporter, la voix de papa n'en finit plus de résonner dans ma tête : « J'ai peur, mes amours. »

Mon père avait un profil bien différent de ces équipes médicales locales incriminant Lumière : c'était un chercheur français, reconnu pour la qualité de son travail et son indépendance. Il était impossible de ranger avec mépris sa parole dans la case « divagation d'un médecin du tiers-monde ». Le poids d'une éventuelle publication signée de son nom aurait eu de quoi faire peur à Lumière.

Je termine mes investigations la gorge serrée et le souffle court. Je sens monter en moi une irrépressible nausée, mélange de sang, de terre, de rage.

En même temps que la conviction, désormais absolue, que mon père a payé de sa vie son avance de deux ou trois ans sur tous les autres.

*

J'attrape mon écharpe et sors de chez moi. J'ai besoin d'aller marcher. De sentir la fraîcheur sur ma peau. Le soleil est en train de se lever, la rue est déserte. Il règne un silence lourd et velouté. Je regarde le ciel si pur de cette aurore d'automne, et me concentre sur mon souffle.

À mesure que j'emplis mes poumons, je me calme.

C'est curieux, cette mer d'huile, juste avant que se déchaîne l'ouragan.

Une plénitude paradoxale, alors même qu'en moi se dessinent les contours d'un projet fou.

Je laisse ce projet se développer dans mon esprit, et progressivement il prend une nouvelle dimension. Devient concret, palpable.

Je me mets à sourire.

Ma volonté s'affermit. Jusqu'à balayer le reste.

Alors dans le creux de mon cœur, je murmure une promesse à mon père.

Une promesse irrévocable.

Celle de tout faire pour rendre justice. À lui et aux autres.

Lumière et ses dirigeants doivent payer.

Pour tous leurs crimes. Pour toutes ces morts.

II

NE PAS AVALER

10

Trois jours plus tard, mes piercings dans la poche de mon ensemble pantalon de flanelle-chemisier blanc d'une originalité à faire pâlir une nonne en goguette, j'ai rendez-vous avec la responsable des ressources humaines de SoBeautiful – je l'ai sollicitée en urgence, afin d'évoquer un « besoin personnel ».

Lors de l'entretien, j'expose à mon interlocutrice ma situation, aussi délicate que totalement fausse.

— J'ai besoin de mettre mes études entre parenthèses pour quelques mois, peut-être une année, et de passer sur un poste à temps plein, afin de gagner correctement ma vie et m'occuper de ma mère le soir et le matin. Elle vient d'avoir un accident qui l'immobilise complètement, et... je ne devrais pas le dire, mais tant pis : beaucoup des ménages qu'elle fait sont... au noir.

J'ai baissé la voix en prononçant ces derniers mots, offrant mes confidences, ma détresse et ma confiance sur un même plateau.

Je reprends.

— L'équipe soignante est optimiste, maman devrait regagner son domicile d'ici quelques mois. En attendant, notre situation financière est précaire.

Je baisse les yeux, et me mets à pleurer.

— Excusez-moi... Mon père est mort il y a trois ans. J'ai eu si peur de la perdre, elle aussi...

Je pense à César, qui se serait moqué de mes talents d'actrice. La jeune cadre me tend un mouchoir. Je la remercie, et l'observe du coin de l'œil. Elle semble sincèrement touchée. Je l'ai trouvée d'emblée sympathique, cette femme gênée qui sourit faiblement, qui ne veut pas faire de peine, mais qui va bien devoir contre-argumenter.

— Mademoiselle, je comprends votre désarroi et votre démarche, bien sûr. Je suis désolée pour votre maman. Mais je dois vous faire part de mes doutes. Vous êtes clairement surqualifiée pour ce genre de poste.

— Mais c'est un poste que j'occupe depuis plusieurs années...

— À temps partiel. En tant que job étudiant. Là c'est différent, vous me demandez de vous embaucher à temps plein.

C'est un peu violent de la part de cette boîte de faire semblant de se préoccuper de mon avenir, alors que c'est mon premier contact avec une personne des ressources humaines en plus de deux ans. Mais je me souviens que je dois la convaincre.

— Écoutez, j'ai un besoin urgent de travailler. Je ne trouve pas de boulot en accord avec mon parcours, mon diplôme n'étant pas « professionnalisant ». Je dois trouver une solution en urgence, et dans ma logique de carrière justement, je me suis dit que vous pourriez peut-être me confier un poste dans une entreprise du domaine de l'environnement. C'est vers cela que je compte me diriger après mes études de biologie. Et même si je n'y fais rien d'autre que le ménage, cela laissera une trace cohérente sur mon CV...

Mon interlocutrice semble hésiter. Je reprends, partagée entre dégoût intérieur et exaltation factice à l'idée de ce que je m'apprête à dire.

— J'ai même une entreprise fétiche : j'aimerais beaucoup travailler au sein de Lumière. J'adore leurs produits, et je trouve leur politique de développement durable particulièrement intéressante. Je... je crois que vous n'avez pas eu à vous plaindre de mon travail depuis que vous m'avez embauchée. Je vous promets de faire honneur à votre entreprise.

Je me mords l'intérieur de la joue, et me demande si je ne suis pas allée un peu loin, avec cet élan aux faux airs d'allégeance à un chef de guerre. Mais la tirade semble avoir fait mouche. Je reprends mon air de chien battu. La jeune femme pianote sur son ordinateur, me lance des regards compatissants.

Puis elle relève la tête, et me sourit franchement.

C'est gagné.

— Je ne suis pas parfaitement convaincue que tout cela vous soit bien utile, mais vous êtes un bon élément. Le turnover est important chez nos différents clients. J'ai actuellement trois postes vacants pour le siège parisien de Lumière, dont deux en journée. Au service restauration. C'est différent de ce que vous avez fait jusque-là, mais je suis sûre que vous vous en sortirez très bien.

Merci d'avoir confiance dans le fait que je sache faire cuire un œuf à ces messieurs dames. Je serre les dents. Arbore un grand sourire reconnaissant.

Elle me tend la main, tout heureuse d'avoir coché une case de ses objectifs. L'espace d'un instant, j'ai envie de lui conseiller de fuir, à cette jeune femme si douce qui évoluera bientôt vers un poste avec *plus de responsabilités*. Et qui perdra sans doute son sourire ingénu, quand elle gérera trois licenciements par mois. Y résistera-t-elle ? Racontera-t-elle la détresse de ses interlocuteurs, lorsqu'elle retrouvera son mari et ses enfants pour le dîner ? Mais je me contente de prendre la main qui m'est tendue.

— Vous ne le regretterez pas. Merci infiniment.

11

La nuit est claire, le jour ne va pas tarder à se lever, entre les tours scintillantes. J'ôte la capuche de mon sweat noir, desserre le foulard noué autour de mon cou. Une onde parcourt mon dos, mes bras, malgré la douceur de ce petit matin d'octobre. Un doute. Il est encore temps de rebrousser chemin. Je me sens soudain comme écrasée par ces immenses vaisseaux de verre qui d'ici quelques heures chahuteront l'économie mondiale.

Pour le moment, tout est calme.

Je serre les dents, ravale mes peurs, et réajuste les écouteurs sur mes oreilles. Je plonge la main dans la poche droite de ma veste en jean, sens sous mes doigts le contact rassurant de ce walkman anachronique dont il m'est impossible de me séparer désormais. Puis j'enclenche la lecture de la vieille cassette. J'ai besoin de ça, aujourd'hui. Puiser l'énergie là où elle se trouve.

Je lève les yeux, et mon pouls s'accélère. Beethoven résonne sous mes mains d'adolescente, tandis qu'au-dessus de ma tête, l'éclat des lettres lumineuses me consume le cœur.

4 h 57. Je ralentis mon pas, éteins la musique et baisse la tête, comme ces anonymes qui m'entourent et patientent. J'ai l'étrange impression d'assister à des funérailles, et finalement c'est peut-être cela. J'enfouis mes rêves loin, très loin, et me range à l'extrémité de la file.

5 h 1. Une dernière hésitation. *Tu peux encore partir, Phoenix.*

5 h 3. Je présente ma convocation à l'agent de sécurité. L'homme me dévisage un instant. Il hoche le menton, appose un tampon sur le feuillet, puis me tend un badge, et me fait signe d'avancer.

5 h 4. J'entre dans l'immense hall. Mes pas résonnent, mais je ne les entends pas. Je suis bien trop occupée à réguler ma respiration et les battements de mon cœur.

J'ai été priée d'arriver aux aurores, afin d'être *évaluée* par la chef d'équipe. Une certaine Karine-avec-un-K. Celle-ci décidera de mon affectation après m'avoir vue à l'œuvre. Si tout se passe bien, dès demain je viendrai plus tard, aux horaires de jour.

Je pénètre dans l'ascenseur, direction le sous-sol. Là où sont installés les prestataires de services. Je suis mal à l'aise. J'enfonce mes mains à l'intérieur de mon sweat, frissonne.

Devant la porte des vestiaires du personnel sous-traitant, je marque un arrêt et tends l'oreille. Je perçois un joyeux brouhaha. Une cacophonie faite de rires, d'ouvertures de casiers, et de discussions animées sur le dernier épisode de *Plus belle la vie*. Une normalité rassurante.

Je prends une inspiration, puis tape discrètement. Personne ne répond. Alors que je m'apprête à toquer une seconde fois, une voix m'interrompt.

— Eh bien, vous n'entrez pas ? Vous ne m'avez pas l'air bien dégourdie, à rester comme ça plantée devant une porte.

Je me retourne, et jette un regard noir à cette inconnue qui vient de m'accueillir avec une chaleur toute relative. Mais je dois faire bonne impression.

— Je n'ai pas pour habitude de forcer le passage lorsque je n'ai pas été invitée à entrer. Pour moi, c'est une simple forme de politesse.

Mon interlocutrice esquisse un léger sourire. C'est une élégante femme qui me fait penser à ma mère, en plus grande, plus jeune, plus sophistiquée. Moins fatiguée, aussi. Une version idéale de ma mère. C'est étrange, cette impression, puisqu'elle n'a quasiment rien dit. Mais je sens comme une sororité, un appariement immédiat.

— Bonne réponse, jeune fille. Vous savez que de nombreuses nouvelles recrues échouent à cette étape ? Me regardent de haut, prennent de grands airs, se braquent... Vous devez être Phoenix. Enchantée, je suis Karine.

Elle me tend la main en souriant. Je lui souris en retour. Karine est juchée sur des talons aiguilles, son regard est souligné par un épais trait de crayon noir, et son parfum imprègne l'espace. Elle semble plus habillée pour aller en boîte de nuit que pour venir récurer des casseroles. Ça me plaît tout de suite, ce décalage entre l'apparence et l'activité professionnelle de cette femme, ce message que Karine fait passer par sa seule présence : ça n'est pas parce que l'on fait le ménage et la cuisine que l'on doit renoncer à être féminine, à être sexy. Un militantisme discret, un doigt d'honneur aux stéréotypes.

Karine m'invite à la suivre. Nous pénétrons dans le vestiaire, et le volume des voix baisse d'un cran. Je suis projetée quelques années en arrière, avec l'impression saugrenue d'entrer dans une classe de lycée en même temps que le proviseur. Karine me présente les collègues, hommes et femmes mélangés. Je sens dans les regards, les intonations de chacun, le respect vis-à-vis de la chef. Elle est exactement le genre de femme que j'apprécie. Le genre de femme que j'aimerais devenir, un jour. Mélange de douceur et de force.

Je passe quatre heures avec Karine, qui me guide, me corrige, m'observe. Avec bienveillance, et parfois une touche d'humour.

Lorsque arrive le moment de se dire au revoir, elle m'invite à prendre un café « pour débriefer », et parler de la suite.

Il est neuf heures vingt. La Défense s'agite. Nous nous installons à la table d'une boulangerie proche de l'entrée du RER, un gobelet en carton dans la main. Karine m'a déjà posé pas mal de questions sur ma vie, mes ambitions, ma famille. J'ai répondu ce que je souhaitais répondre. Je sens bien qu'elle n'a pas très envie de rentrer chez elle, et je me demande bien pour quelle raison, mais je n'ose pas la questionner. À vrai dire, cette femme m'impressionne.

Au bout de quelques minutes, je vois passer une ombre dans ses yeux. Un instant de vérité furtif, une fêlure derrière le masque. Karine livre quelques bribes, me confie qu'elle aimerait que ses fils soient comme moi, qu'ils fassent des études eux aussi, mais que c'est difficile de les maintenir en dehors des petits trafics de la cité dans laquelle ils vivent.

— Vous avez de la chance, Phoenix, de ne pas vivre dans un endroit où les gens regardent de travers tous ceux qui ne leur ressemblent pas, qui sortent du rang. J'ai conscience de ne pas correspondre à ce que la plupart des hommes autour de moi voudraient que je sois. Mais vous savez quoi ? Qu'ils aillent se faire foutre ! Pardon, mais les regards, les remarques… la violence, j'en ai soupé, je n'en veux plus.

Karine a marqué un temps d'arrêt et baissé les yeux. Je ressens la furieuse envie de la prendre dans mes bras, mais c'est évidemment hors de question. Je me borne à lui sourire.

— Tout ce qui m'importe aujourd'hui, c'est que mes deux garçons s'en sortent. Qu'ils se tirent de là. Je garde espoir. Il faut, non ? C'est ce qu'on dit, que tant qu'il y a de l'espoir, il y a de la vie... ou bien c'est le contraire ?

Elle éclate de rire, et son souffle balaie la noirceur. Je ne dis rien, me contente de l'admirer en silence.

— Phoenix, j'espère que cette situation professionnelle sera temporaire, pour vous. Surtout ne lâchez pas votre avenir. Vous savez, parfois, d'emploi en emploi, on se retrouve enceinte, et on doit mettre de côté ses ambitions. On se dit qu'on reprendra les études plus tard, mais plus tard il est souvent trop tard.

Je pense à ma mère, encore une fois. La situation que Karine décrit, c'est exactement la sienne. Une vie dévouée à sa famille. Mais ses rêves, ses envies à elle, dans tout ça ?

Karine plante ses yeux dans les miens.

— Phoenix, je vous ai bien observée aujourd'hui. Vous êtes efficace, intelligente, polie, vous avez de longues mains délicates à faire pâlir d'envie les mannequins des pubs Mauboussin sur les quais du métro... Vous êtes la candidate idéale pour un poste un peu... différent.

— Différent ?

— Oui, disons un poste unique, dans mon équipe. Sur lequel je dois vous avouer que j'ai un roulement encore plus important. Mais qui vous ira comme un gant, j'en suis certaine. Vous savez que je supervise l'ensemble de l'équipe restauration. Nous avons en charge la cuisine, le service à table et au comptoir pour le restaurant d'entreprise, mais aussi l'entretien et l'approvisionnement des lieux de pause.

Je hoche la tête. Attends la suite.

— Il y a un endroit un peu particulier, que nous n'avons pas visité ensemble, ce matin. Il s'agit de la salle de repos réservée aux personnes les plus importantes de cette entreprise : les grands chefs du comité exécutif, et leurs subordonnés directs, leurs N-1, eux aussi directeurs. Une trentaine de femmes et d'hommes, en tout. C'est un espace privé, dans lequel ils peuvent se détendre. Il y a des canapés, une machine à café et à thé haut de gamme, des boissons fraîches, des gâteaux maison, des fruits de saison et des sucreries à toute heure. L'objectif, c'est qu'ils s'y sentent bien. C'est une salle symbolique aussi, pour mon équipe et pour notre employeur, SoBeautiful, car c'est celle que les patrons voient en premier, donc je n'y affecte pas n'importe qui. Je voudrais vous proposer de vous en occuper, Phoenix. Qu'en dites-vous ?

Une sensation désagréable se loge instantanément dans mon ventre. Un agglomérat de sentiments contradictoires.

Je suis flattée que Karine ait pensé à moi, mais la perspective que mon visage soit connu de l'ensemble des directeurs ne colle pas vraiment à *mon projet*. À vrai dire, *mon projet* est toujours assez flou, mais j'avais confusément pensé qu'intégrer l'entreprise en tant qu'*invisible* me donnerait l'occasion d'observer, et de décider du mode d'action.

Karine remarque mes tergiversations.

— Phoenix, je ne veux pas vous forcer la main, d'autant que c'est une mission un peu ingrate. La salle doit rester propre, parfaitement achalandée, et il faut garder le sourire en toutes circonstances, même si les directeurs ne sont pas forcément tous très agréables ; il ne faut pas attendre beaucoup de reconnaissance, c'est certain. En revanche c'est un poste tranquille. Quand ils seront en réunion – c'est-à-dire la plupart du temps –, vous serez seule. Vous pourrez vous détendre dans le petit local attenant, et en profiter pour lire un bouquin, ou réviser. Idéal pour ne pas perdre le rythme de vos études.

Karine accompagne sa dernière phrase d'un clin d'œil. J'esquisse un sourire. Quelque chose dans ce qu'elle décrit me titille. Je réfléchis encore, et soudain, je me redresse.

Bien sûr tout ça semble peu attrayant, bien sûr ça n'est pas ce que j'avais prévu, mais au fond, n'est-ce pas *encore mieux* ? Comment pourrai-je avoir une meilleure occasion de me rapprocher physiquement des plus hauts responsables de cette entreprise ? De les humer, de les jauger. Et lorsque je l'aurai décidé, je serai finalement dans une position idéale pour appliquer la sentence que j'aurai déterminée.

Je sens monter en moi une grande excitation. La boule dans mon ventre cède la place à d'irrésistibles picotements. Je souris à Karine.

— J'accepte avec joie. Merci, Karine, pour cette formidable opportunité.

Karine éclate de rire.

— N'exagérez pas, Phoenix. J'espère que je ne vous ai pas survendu ce job, ça n'est quand même pas la panacée, je crois vous avoir prévenue qu'il y avait aussi des inconvénients, il faut notamment oublier tout orgueil, à ce poste-là.

— Vous avez été on ne peut plus claire.

— Parfait. Demain, grasse matinée pour vous… Rendez-vous au vestiaire du sous-sol à huit heures trente précises.

— J'y serai. Merci encore.

— Pas de quoi.

Karine insiste pour payer le café, je la laisse faire.

Une fois seule, je replace les écouteurs sur mes oreilles, et me penche en arrière sur mon siège. J'ai hâte d'être à demain.

De rencontrer ces femmes et ces hommes.

De les juger.

Et ensuite, sûrement, de les punir.

12

Les premiers jours me déçoivent beaucoup.

À quoi m'attendais-je ?

À vrai dire, j'avais tellement fantasmé le caractère malfaisant des dirigeants de Lumière que je pensais voir défiler une bande de fous furieux sans foi ni loi. Tout juste si je n'avais pas envisagé de les surprendre en train de visionner en groupe un *snuff movie* ou un passage gore d'*American Psycho*.

La réalité est tout autre. Les directrices et directeurs de Lumière, pour la plupart indifférents à ma présence, sont polis et souriants. Lorsqu'ils discutent entre eux, les conversations tournent autour de leurs enfants, leurs week-ends, la météo ou la sortie prochaine du nouveau *Star Wars*. S'il n'y avait pas cette position sociale particulière et leurs salaires, j'aurais l'impression d'avoir affaire à des gens comme les autres, ou presque. Normaux, en tout cas.

Au début cela me surprend, et me contrarie. Moi qui nourris de sombres desseins, je vois ma volonté fléchir en constatant que ces gens-là aussi ont des visages, des familles, des émotions, des vies. Je pensais avoir affaire à des monstres, me voilà en face d'êtres humains. Nettement plus complexes que je ne les avais envisagés. Comment peut-on être accablé le matin par la grippe de son adolescent, et dans les heures qui suivent, fermer les yeux sur des soupçons concernant des décès d'enfants du même âge à dix mille kilomètres de là ? Comment peut-on compartimenter ses sentiments à ce point ? Il y a là quelque chose d'inconcevable. Je repense à cette phrase, attribuée au P-DG de Facebook, dont le parfait cynisme m'avait marquée : « Un écureuil en train de mourir dans votre jardin peut être plus pertinent pour vos intérêts à cet instant précis que des gens en train de mourir en Afrique. » C'est exactement cela. Pour s'insensibiliser à la détresse humaine, il faut la déshumaniser. Les victimes des crimes de Lumière ne sont rien d'autre que des chiffres, des statistiques sans visage, tellement loin, tellement anonymes qu'elles en deviennent irréelles.

Peut-être ces dirigeants pensent-ils sincèrement que répandre du Clear aussi massivement est nécessaire pour nourrir l'humanité ? Peut-être pensent-ils même que quelques milliers de morts sont dérisoires si on les compare à la hausse des rendements, et aux millions de personnes nourries à bas prix grâce à cette science dont ils sont les ambassadeurs ? Que tout progrès majeur implique des dommages collatéraux ?

Peu importe au fond. Le résultat est le même : les dirigeants de Lumière choisissent d'avancer en fermant les yeux.

Lumière est depuis longtemps considéré comme un groupe moderne, à la pointe en matière d'égalité salariale, de respect de la vie de famille – instaurant en France un congé paternité bien avant qu'il ne devienne obligatoire, et mettant fièrement en avant la crèche créée au sein de ses locaux parisiens dès le début des années 2000. Une sorte de microcosme idéal, aux employés chouchoutés. Un écran de fumée respectable et admirable, parfait pour attirer des cadres ayant fréquenté les meilleures écoles.

Alors quoi de plus fort que d'avoir placé à sa tête depuis plus de dix ans une femme ? Angélique Sartre. La redoutable et redoutée P-DG a succédé à son père en 2004. Je connais sa biographie. Et elle était bel et bien aux commandes il y a trois ans, lorsque papa est mort.

La première fois que je croise Sartre, je ne la reconnais pas. C'est une femme à la puissance discrète. La photo officielle sur le site web du groupe date un peu. Depuis, Angélique Sartre a vieilli et changé de coupe de cheveux.

Dans la petite pièce attenante à la salle de pause, je n'entends pas la porte s'ouvrir. Ce n'est qu'en percevant le ronronnement de la machine à café que je prends conscience d'une présence. Je me lève en hâte, lisse mon tablier, replace une mèche de cheveux derrière mon oreille, et avance à pas feutrés, les mains réunies devant mon buste, telle une geisha s'apprêtant à saluer une personne importante – c'est l'image qui me traverse à cet instant précis.

— Bonjour, madame. Pardon, je ne vous ai pas entendue entrer.

Pas de réponse. Je continue.

— Puis-je vous aider, avec la machine ?

La femme se retourne. Longiligne. Élégante. Souriante. Carré noir, escarpins compensés noirs, jupe noire. Et lèvres carmin.

— Ça ira, merci mademoiselle. Je me suis débrouillée comme une grande, vous voyez…

Elle me montre le liquide brun, tout en se penchant sur le côté afin de saisir un sucre et une cuillère. Il me semble qu'elle esquisse un sourire. Alors je le lui rends, et mes yeux tombent sur la tasse. Chaque directeur a la sienne, décorée de ses initiales. Sur celle-ci, un A délicat est entremêlé à un S majestueux. Je tressaille en comprenant à qui j'ai affaire, mais Sartre est déjà repartie, laissant derrière elle les effluves d'un parfum capiteux – et sûrement beaucoup trop cher.

Je retourne dans mon espace sans fenêtre – que j'ai baptisé « mon cagibi » –, m'assieds, et songe à cette femme. Elle aussi semble tout ce qu'il y a de plus normal. Je ne retrouve pas celle que l'on surnomme parfois « la dame de fer », celle dont les employés croisés aux vestiaires m'ont brossé un portrait terrible.

Au fond, avoir affaire à des monstres, cela rendrait *les décisions* plus faciles à prendre. Faire face à des êtres humains, c'est autrement plus déroutant.

*

Le lendemain matin, je suis convoquée par Karine. Elle me reçoit dans le vestiaire du sous-sol, lorsque tous les autres sont en service.

— Phoenix, je suis désolée, ce que je vais faire est assez désagréable. Je dois... vous adresser officiellement un avertissement.

Je la regarde, incrédule.

— Un avertissement ?

— Mme Sartre a fait savoir à mon N+2 qu'elle n'était pas satisfaite de votre travail et de votre attitude.

— Comment ça ? Quelle attitude ?

— Mme Sartre a parlé de désinvolture. Apparemment, elle a dû se servir elle-même du café car vous n'étiez pas à votre poste.

Incroyable.

— Karine, je suis désolée mais il y a un malentendu, ça n'est arrivé qu'une seule fois, je le jure. J'étais dans la pièce d'à côté et...

— Phoenix, vous n'avez pas besoin de vous justifier. Je connais Mme Sartre et son intransigeance. Elle ne tolère aucune erreur. D'ailleurs, malgré les apparences, elle semble plutôt… vous avoir appréciée.

— Je ne vous suis pas bien, Karine. Vous voulez dire que demander à ce qu'un avertissement me soit adressé en pointant du doigt ma prétendue désinvolture, ça montre que cette… que Mme Sartre m'aime du plus profond de son âme ?

Tout cela est grotesque. Je ne peux m'empêcher de lever les yeux au ciel, exaspérée. Karine n'a pas l'air d'apprécier.

— Surveillez vos réactions, Phoenix.

— Pardon, Karine. Je sais que vous n'y êtes pour rien.

— Bien. En réalité, Mme Sartre trouve toujours quelque chose à redire, lors de ses premiers contacts avec de nouvelles personnes. Et la plupart du temps – je ne vous l'ai pas dit l'autre jour pour ne pas vous faire peur –, la plupart du temps, elle exige que l'on remplace l'employé sur-le-champ. Là, elle n'a rien dit de tout cela. C'est donc qu'elle vous a approuvée. À sa façon.

Je n'en reviens pas. Sartre est bien plus nuisible que je ne l'avais pensé. Pourquoi perd-elle son temps à jouer avec les destinées des petites gens, elle qui brasse des milliards ? Peut-être parce que le besoin de domination ne s'arrête pas aux portes des usines. Je repense aux jardiniers, à la plainte déposée par Lumière. Tout est cohérent, au fond.

— Méfiez-vous simplement de Mme Sartre, Phoenix. Pour moi, pour mes supérieurs, votre travail est de qualité. Je vous sais ponctuelle, toujours impeccable. Cet avertissement n'est que pure façade, ne vous en faites pas.

*

Je décide de redoubler de prudence. Notamment aux horaires les plus à risque – les moments de transition entre deux réunions. Je ne peux en aucun cas me permettre de perdre cet emploi.

Car j'ai acquis la certitude que cette position si proche de ces directeurs que j'exècre est sûrement ma plus grande chance d'action.

Ma plus grande chance de vengeance.

Je me suis enfin décidée à utiliser le mot correspondant à ce qui grandit en moi depuis plusieurs jours. Je l'ai d'abord refusé, ce terme. Mon esprit tentait de se convaincre que je n'étais rien d'autre qu'une militante, une activiste souhaitant faire cesser les crimes de Lumière, et en punir les dirigeants.

Je suis bien plus que cela. Car j'ai compris que la voie légale ne pourrait être satisfaisante pour moi. Que je n'obtiendrais jamais gain de cause, concernant ce qui a été fait à mon père.

Je n'ai aucune preuve tangible. Seulement des présomptions, qui seront balayées à coup sûr par les armées d'avocats de Lumière.

Bien sûr, je crois que les choses peuvent changer, sur le long terme. J'ai d'ailleurs pensé à m'allier à d'autres victimes. À me joindre aux actions de Greenwatch, comme Yohann et tant d'autres. Au fil du temps, des actions collectives d'envergure verront sans doute le jour, et finiront peut-être par faire condamner l'entreprise. Mais dans combien de temps ? Et combien de pays ? Un, deux, trois ? Pas plus en tout cas : ça n'est jamais arrivé, une entreprise condamnée sur la terre entière. D'ici là, le groupe aura eu le temps de vendre ses stocks de Clear.

Alors je réfléchis à des actions plus radicales.

Je ne fais que ça, dans la salle de pause. Réfléchir, et sourire. Debout la plupart du temps, pour ne pas laisser à Sartre la possibilité de me surprendre de nouveau. C'est épuisant, mais je réussis parfaitement : chaque fois que quelqu'un entre, je suis debout. J'y mets un point d'honneur. Au fond, cette fierté d'être encore debout, ça n'est pas rien.

Quatre ou cinq fois par jour, je sers un café à Angélique Sartre. En silence. Avec des gestes à la fois doux et assurés. Je vois bien qu'elle m'observe, et jubile de m'avoir si bien matée. Moi comme les autres. Sartre a soif de puissance. Dans cette petite salle de pause comme ailleurs. Alors je souris aimablement. Et Sartre sourit en retour.

De temps en temps, alors que j'attends que le café coule, mon esprit est traversé d'éclairs. Des accès de violence soudaine.

Je me vois bondir sur elle et la supprimer, là, sur-le-champ. Je visualise son petit sourire en coin transformé en rictus, une tache sombre sur la moquette épaisse, et le regard implorant de la P-DG. Après toutes ces années, finir comme ça, à quelques mètres de son bureau et sous les mains souillées d'une moins-que-rien, ça ne colle sûrement pas avec ce que Sartre a imaginé, avec le caveau familial et les obsèques grandioses réservées à son père, il y a quelques années.

Et puis le bruit de la machine à expresso s'arrête. Je sors de ma tempête intérieure. C'est terrible, ça ne m'avait jamais traversée auparavant, ce genre de fantasme. Je saisis la tasse, y accole une cuillère, un sucre, une presque-révérence, un sourire discret, des yeux baissés, et Sartre me remercie d'un hochement de tête, savourant sa supériorité.

Profite de ton café, ma belle, je vais bien finir par trouver un moyen de vous faire tous payer.

13

Depuis que je travaille chez Lumière, j'ai dû changer les horaires de mes leçons de piano, au grand désespoir de mes élèves les plus assidues.

Je finis à dix-sept heures, et ne peux être aux *Gais-Lurons* qu'une heure plus tard. Je ne peux plus assurer autant de créneaux qu'avant, mais personne n'a voulu céder sa place, alors j'ai dû réduire chaque leçon à vingt minutes pour satisfaire la demande. C'est intense, mais c'est important pour moi, ce souffle de bonne humeur après les idées noires qui me parcourent dans la journée.

Un soir, j'oublie de remettre mes piercings avant de pénétrer dans les locaux des *Gais-Lurons*, et ma grand-mère s'en donne à cœur joie en matière de remarques indiscrètes.

— Oh, mais il y aurait un garçon là-dessous que ça ne m'étonnerait pas…

— Mamie, pas du tout. S'il y avait quelqu'un, tu serais la première informée.

— Tu parles, tu es tellement secrète, je ne te crois pas une seconde.

Mamie m'observe avec un sourire énigmatique.

— À moins que ce ne soit une fille ?

— De quoi tu parles ?

— Tu sais, j'ai quatre-vingts ans, je ne suis pas née de la dernière pluie. Alors si tu fricotes avec une fille… eh bien ça me va aussi.

J'éclate de rire.

— Mamie, tu es adorable. J'apprécie ton ouverture d'esprit. Mais non, il n'y a personne – et je crois bien que s'il y avait quelqu'un, ce serait plutôt un garçon.

Ma grand-mère a l'air presque déçue.

— Dommage, j'aurais bien aimé voir les réactions des animatrices des *Gais-Lurons*, si elles t'avaient vue embrasser une fille. Certaines en feraient une attaque, et ce serait peut-être pas si mal.

— Alors, ça, ça peut s'arranger par contre…

Qu'est-ce que j'aime ma grand-mère ! Et que ça fait du bien, ce genre de discussions lunaires.

*

César nous appelle chaque soir par « Slaïpe », ma mère et moi.

Il est devenu hyper affectueux. Je pense que c'est l'éloignement qui le rend tout dégoulinant. Maman adore. Moi aussi, mais quand on s'appelle *sans maman*, je ne rate pas une occasion de le charrier.

Je lui ai bien entendu caché mes activités et mon emploi du temps, même s'il a un peu tiqué lorsque maman lui a parlé de mes nouveaux horaires.

— Pourquoi tu ne m'as rien dit ?

— Je ne pensais pas que ça pouvait t'intéresser, moi d'ailleurs je ne connais pas ton emploi du temps à Amsterdam, mon p'tit gars…

Ce qui est bien avec mon frère, c'est que chacun de nous a toujours eu un jardin secret, et que l'autre le respecte.

César s'est lui aussi beaucoup documenté sur le groupe Lumière. Il a, comme moi, une parfaite maîtrise de l'histoire de l'entreprise, et n'hésite plus à parler d'assassinat concernant papa.

En revanche, en l'écoutant je me rends compte que son obsession à lui tourne plus autour de la découverte de l'identité de Serena…

*

Un matin, dans la salle de pause des directeurs, mon esprit s'égare. C'est épuisant d'être debout à longueur de journée. Le corps ne peut rester immobile des heures durant. Depuis que j'ai commencé ce job, j'éprouve une admiration sans bornes pour les gardes royaux anglais. Je sens bien que je serais tout à fait incapable de tenir un tel poste. Il me faut bouger. Alors j'arpente sans relâche l'espace du petit salon.

J'en connais par cœur le moindre recoin, la pitoyable et criarde décoration. Le clou du mauvais goût étant les petites colonnes d'inspiration romaine au sommet desquelles trônent les produits stars de Lumière.

Ce matin, je lis l'étiquette d'un bidon de Clear, fièrement installé à côté de la porte d'entrée. Un bidon que j'ai vu des centaines de fois, comment le rater ? Ce matin-là, Dieu seul sait pour quelle raison obscure – si tant est que Dieu sache quoi que ce soit – quelques neurones assoupis se connectent.

Ça y est.

Je viens de trouver.

Je suis prise d'une sorte de joie hystérique, je voudrais me mettre à sauter, à danser, à hurler. C'est impossible bien sûr, mais qu'est-ce que c'est bon, cette sensation de savoir enfin quoi faire ! De savoir comment agir.

L'instant s'étire, s'amplifie.

Ça paraît tellement simple. Pourquoi personne n'a jamais mis cela en œuvre ?

Parce que personne n'a jamais eu à la fois le mobile, la détermination, et la possibilité physique de le faire.

Ou simplement parce que personne n'y a jamais pensé.

Mon Dieu, cette idée !

C'est le mode d'action parfait. Celui qui contourne l'obstacle infranchissable. Malgré tous mes efforts, je ne parvenais pas à imaginer une façon de punir les criminels tout en évitant d'être jetée en prison jusqu'à la fin de mes jours. Car je ne veux ni mourir, ni finir en taule. Encore moins tuer qui que ce soit de sang-froid. Mettre à exécution mes fantasmes d'assassinat sauvage n'a jamais été à l'ordre du jour, ne le sera jamais.

Et voilà que Lumière vient de me fournir l'idée ultime, grâce à une simple étiquette. La possibilité de faire payer non seulement Angélique Sartre, mais aussi l'ensemble de ses directeurs. Car après tout, ils sont tous coupables, à des degrés divers.

Je jubile. J'aimerais m'y mettre tout de suite mais ce que je prévois est loin d'être dénué de risque. Je dois prendre le temps. Je ne suis plus à quelques jours près.

Je passe le reste de la journée dans un état de fébrilité extrême, tournant et retournant le plan dans ma tête. Je n'y vois aucune faille majeure.

Si toutefois je parviens à l'exécuter avec prudence et discrétion.

Ça, je sais faire.

14

Les dirigeants de Lumière défendent depuis toujours une position sans équivoque : tant que l'on se situe en deçà de la limite maximale autorisée, le Clear résiduel dans l'alimentation est totalement inoffensif pour l'homme.

Malgré les dénégations de l'entreprise, quelques scientifiques avancent prudemment qu'une exposition régulière au Clear tendrait à favoriser l'apparition de cancers et autres maladies chroniques. L'article pionnier de mon père suggérait que cela pourrait être le cas même avec des doses d'exposition inférieures aux limites de sécurité figurant dans les réglementations européenne ou américaine. D'après lui, la répétition quotidienne provoquerait les réactions délétères.

Et si je prenais les dirigeants de Lumière à leur propre jeu ?

Et si je me débrouillais pour que chacun d'eux ingère chaque jour la dose maximale de Clear autorisée dans les aliments ?

Le mal par le mal. Le cynisme en réponse au cynisme.

Les empoisonneurs empoisonnés. Dans les limites qu'ils ont eux-mêmes fixées. Un *empoisonnement raisonné*, en quelque sorte.

Quand bien même ils s'en rendraient compte un jour, que pourraient-ils faire, du haut de leur puissance et de leur morgue ? Ils seraient extrêmement mal placés pour expliquer à un juge que la dose à laquelle ils ont été exposés est problématique… puisqu'ils passent leur temps à indiquer le contraire dans les médias, auprès d'instances réglementaires ou de responsables politiques. L'entreprise perdrait toute crédibilité. C'est tout simplement impensable. Ils préféreront crever en silence et protéger leurs millions plutôt que risquer de voir le cours de la Bourse s'effondrer, j'en suis certaine.

D'un point de vue légal, bien sûr, je pourrais être poursuivie, condamnée peut-être, pour avoir obligé des personnes à ingérer un produit à leur insu. Mais condamnée à quoi ? Malgré mes recherches, je ne parviens pas à trouver de jurisprudence concernant ce genre de cas. L'empoisonnement est défini d'un point de vue légal comme « le fait d'attenter à la vie d'autrui par l'emploi ou l'administration de substances de nature à entraîner la mort ». Or à ce jour, aucun pays du monde ne classe le Clear dans les substances de nature à entraîner la mort. Si les limites de sécurité sont respectées, ingurgiter du Clear est censé être parfaitement inoffensif. À quoi pourrait bien être condamné quelqu'un qui glisserait, par exemple, chaque jour pendant une décennie, quelques milligrammes de vitamine C dans l'alimentation de ses proches ? À pas grand-chose, sûrement.

Cela prendra des mois, peut-être des années pour que le Clear fasse son effet. Peu importe. J'ai tout mon temps.

Maintenant que je sais pour quelle raison je suis là, je resterai chez Lumière autant de temps qu'il le faudra.

★

En l'espace de quelques soirs, seule dans ma chambre, je conçois le plan parfait : injecter du Clear dans l'immense réservoir d'eau de la machine à café et à thé de la salle de repos des directeurs. Il n'y aura aucune victime collatérale, puisque seuls les plus hauts dirigeants du groupe utilisent cette machine. Ceux qui décident. Ceux qui savent la nocivité de ce produit, et le promeuvent sans état d'âme.

Je connais leurs habitudes. Ils ne sont que vingt-six, j'ai eu le temps de les observer. Chacun boit quotidiennement plusieurs boissons chaudes. Huit d'entre eux boivent du thé, le reste du café.

Le mode opératoire est risqué, certes, mais on ne peut plus simple. Je commence par coudre une poche de plastique sur la face intérieure de ma blouse, poche que je remplirai chaque soir de Clear. Le matin, il me suffira de verser la juste dose de produit dans le réservoir, et ce sera tout. Une juste dose qui, associée au café ou au thé, est totalement imperceptible, j'ai testé son goût moi-même.

*

Chaque matin, en ouvrant mon sac à dos sous l'œil de l'agent de sécurité, je sens un frisson parcourir mon corps. Seule une blouse pliée apparaît, et jamais je n'ai vu cet homme mettre ses mains dans un sac, surtout lorsqu'il s'agit d'employés. Je lui souris vaguement, tandis qu'il exécute sa tâche rébarbative.

Aucun problème de ce côté-là, mais je préfère ne laisser aucune place à l'improvisation. Je me suis documentée sur les dispositifs de vidéosurveillance et sais que la loi interdit de filmer les espaces de repos des employés, quels qu'ils soient. J'ai bien observé avant d'agir. Il n'y a, chez Lumière, des caméras qu'aux abords du bâtiment et dans le hall d'entrée. Dix précautions valant mieux qu'une, j'ai décortiqué la salle de pause des directeurs sous tous les angles : la voie est libre.

À mon arrivée, je dispose généralement d'une bonne vingtaine de minutes au cours desquelles je suis seule. C'est à ce moment-là que j'entre en action. Lorsque j'effectue la manipulation du réservoir d'eau, je garde un balai à portée de main et pousse un fauteuil en travers de la porte : si quelqu'un tente d'entrer, j'expliquerai simplement être en train de balayer, et avoir pour cela déplacé quelques sièges. Je me confondrai en excuses, et cela passera.

Mais je ne suis jamais dérangée dans ma besogne.

Malgré le stress et le danger, je ne relâche pas mon attention.

Mon plan fonctionne à merveille.

15

Deux semaines après le début de l'*empoisonnement raisonné*, alors que je rentre chez moi, je sens grandir une sorte de malaise diffus. Tout au long de mon trajet.

Cela commence dans le RER. L'impression d'être observée.

Au début, je n'y prête pas une grande attention.

Puis je scrute les visages autour de moi. Je ne vois que les mines déconfites de banlieusards en fin de journée. Les yeux rivés sur leur smartphone, pour la plupart. Quelques lecteurs de vrais livres. D'autres qui, comme moi, écoutent de la musique, un casque vissé sur les oreilles. Ceux-là ont les yeux fermés, ou bien ils fixent, anesthésiés, un point invisible situé quelque part au-delà de la fenêtre, dans le paysage qui défile.

La sensation s'amplifie lorsque je sors de la rame. Dans mon trou paumé. Je dis « trou paumé », mais c'est en réalité une ville qui compte plusieurs dizaines de milliers d'habitants. Il est dix-huit heures, la lumière commence à décliner, c'est l'heure de pointe, nous sommes une trentaine de personnes à descendre du train.

De nouveau, je marque un arrêt. Me retourne.

Putain, arrête de psychoter. Ça n'est pas parce que tu fais des trucs salement interdits en ce moment que tu dois imaginer un taré à tes trousses. Personne ne peut savoir. Personne ne te suit.

Malgré tout, je ne suis pas tranquille.

J'accélère mon pas, marque des pauses inattendues, tends l'oreille, change brusquement de direction, fais quelques détours.

Le soleil est presque couché, maintenant.

Et l'impression est toujours là.

Le début de pénombre accentue la boule qui commence à grossir dans mon abdomen. Je me cramponne à la bombe antiagression dans ma poche.

J'emprunte une rue peu passante. Et stoppe ma marche.

Je me mets à trembler. Il y a des bruits de pas, derrière moi.

Je me retourne d'un coup. Et vois une ombre disparaître à l'angle de la rue.

Putain putain putain putain.

Des voyants rouges s'allument dans ma tête.

On me suit. J'en suis sûre, désormais.

J'accélère de nouveau.

Et puis ça se produit, là, comme ça. L'ombre surgit, et se met à avancer dans ma direction. Vite, très vite.

Je me retourne et m'enfuis. Me retourne encore, pour suivre la progression de l'ombre. Je tremble. J'ai peur. Si peur que je ne vois pas le trottoir, mon pied le heurte de plein fouet.

Je m'écroule sur le sol. J'ai tout juste le temps de sortir ma bombe lacrymogène de poche, l'ombre est déjà là.

Je me mets à hurler, parviens à me redresser et à flanquer un coup de pied à ce qui s'avère être un homme, à en juger par la tonalité du cri qui s'ensuit. Il me semble entendre voler un « Mais quelle conne ! », interrompu par un nouveau cri lorsque je décide de vider la quasi-intégralité du spray sur le visage de mon agresseur.

L'homme se tord de douleur, me traite de tous les noms.

Je prends mes jambes à mon cou, mais au bout de quelques mètres, je stoppe ma course.

Est-il possible que…

Je rebrousse chemin, m'approche lentement.

L'homme continue de s'essuyer les yeux en vociférant des mots doux, et soudain, j'en suis certaine.

Je connais cette voix.

Mon cerveau tourne à plein régime.

Est-il envisageable qu'il soit là par hasard ? Dans le doute, il faut tenter de rattraper le coup, sinon je vais tout faire foirer.

Je me penche au-dessus de lui, et le doute se transforme en certitude.

Cet homme, c'est Victor Enders. L'un des directeurs de Lumière.

Eh merde.

Je me confonds en excuses, lui propose de le conduire à l'hôpital.

Le visage d'Enders est toujours baigné de larmes et de colère. Je voudrais le supplier de ne surtout rien faire contre moi, lui dire que j'ai besoin de cet emploi, que je ne pouvais pas savoir qui il était, qu'il m'a fait très peur... À la place, je ne peux m'empêcher de me mettre à rire. Je me déteste de réagir comme ça, mais c'est plus fort que moi : le spectacle de cet homme puissant à terre, en larmes par ma faute, sortant les plus atroces insultes dans diverses langues, a quelque chose de prodigieusement comique.

— Aidez-moi, au lieu de vous marrer comme une idiote !

— Pardon, vraiment, désolée...

Il s'appuie sur mon bras pour se redresser, sort une bouteille d'eau de son sac à main en cuir marron, bascule la tête en arrière et me demande de lui asperger les yeux.

Cela dure quelques minutes.

La situation est surréaliste.

Je ne ris plus, car j'ai bien conscience que la présence de cet homme à mes côtés n'est *pas normale.*

Victor Enders essuie une dernière fois son visage, et je distingue maintenant ses iris bleu acier, au milieu de l'océan de rougeurs dû au gaz lacrymogène.

Il n'a pas l'air de plaisanter, c'est le moins que l'on puisse dire.

Je suis pétrifiée.

III

NE PAS MÉLANGER

16
VICTOR

Trois mois plus tôt.

Je m'appelle Victor, et je suis ce que l'on appelle communément un bourreau de travail. Du genre à commencer mes journées à cinq heures du matin par des réunions téléphoniques avec l'Asie, et à les finir par des appels vers les États-Unis ou l'Amérique latine. Le décalage horaire n'a jamais été un problème, ma vie étant entièrement dévouée à Lumière, depuis quatorze ans.

J'ai trente-six ans, et j'ai toute l'apparence du jeune cadre dynamique premier de la classe. Je suis sympa, poli, respectueux avec tout le monde. Un peu lisse, diront les mauvaises langues. Une valeur sûre, penseront les grands chefs.

Je suis entré au service de Lumière après avoir obtenu mes diplômes de l'École polytechnique et de l'Agro Paris, j'ai gravi à la vitesse de l'éclair les échelons de l'entreprise, me retrouvant propulsé, à tout juste trente-trois ans, directeur monde d'une partie importante du département « Recherche et Développement » du groupe. Je suis en charge de toutes les études sur les rendements agricoles. Autrement dit, je mouille la chemise – et celles de mes équipes – pour montrer que nos produits permettent des récoltes plus abondantes, plus régulières, mieux protégées des maladies. Les résultats sont, la plupart du temps, excellents.

Je suis la moitié de l'année en voyage – la meilleure moitié, clairement –, à passer mes journées dans les champs, avec des agriculteurs qui utilisent nos produits sur tous les continents. Le reste du temps, je suis enfermé au siège, à la Défense.

Mes études alimentent les dossiers réglementaires, les communications en direction des sphères scientifiques, agricoles, politiques, et lorsque je vois les publicités pour le Clear à la télé, j'ai toujours un petit pincement de fierté, car je suis l'un des artisans du succès de l'entreprise, qui me le rend bien : je pense avoir l'un des plus hauts salaires de tous les diplômés de la promotion 2001 de Polytechnique.

Je suis au contact du Clear pratiquement tous les jours, et je n'hésite pas à tremper mon doigt dans le produit et à le porter à ma bouche, quand son innocuité est mise en doute – c'est une technique de communication de crise terriblement efficace, inventée il y a deux ou trois ans par un scientifique partenaire de Lumière, et reprise des centaines de fois par différents cadres de l'entreprise. Une image forte, qui tue dans l'œuf toutes les craintes. Mon chef, Herbert Jameson, le big boss de la R & D de Lumière, et mon collègue Adam Kepler, directeur des évaluations liées à la santé, m'ont transmis leurs conclusions sur les effets du produit sur l'homme : aucun lien avec une quelconque maladie n'a jamais été prouvé. Tout ce qui se dit depuis quelque temps sur le Clear est vraiment très exagéré. Quand on utilise un produit phytosanitaire, il faut prendre des précautions, se couvrir, mettre des gants, un masque. C'est une question de responsabilité individuelle. Si les gens ne respectent pas ça, est-ce qu'il faut pour autant interdire le produit ? Est-ce que l'on va interdire les boissons sucrées sous prétexte que des gens en boivent trop et deviennent obèses ? Est-ce que l'on va interdire la cigarette sous prétexte que certains ne savent pas s'arrêter et en consomment vingt par jour ? Chacun choisit son risque, en son âme et conscience. Et de toute façon, il faut bien mourir de quelque chose.

Moi, la mort ne me fait pas peur, parce que je n'ai rien à perdre.

Ce que j'avais, je l'ai perdu, il y a treize ans.

Elle s'appelait Diane.

Je l'ai aimée follement. Comme on n'aime qu'une fois.

*

Diane a quinze ans et moi seize, lorsque je la rencontre.

Un matin, en manœuvrant mon scooter dans le garage à deux-roues de notre petit lycée de province, je fais tomber son vélo. Elle me demande très sérieusement de le relever. Cela pourrait n'être qu'une simple formalité, mais la manière autoritaire avec laquelle elle me l'ordonne me déplaît fortement. Alors je lui ris au nez, et m'éloigne. Elle me poursuit, ne lâche pas. Les gens nous regardent, elle me fout un peu la honte, mais je la trouve charmante, avec ses sourcils froncés et sa volonté farouche de se faire respecter. Alors, je change d'attitude, et tente une négociation : un verre avec elle contre un vélo redressé. Elle éclate de rire, me répond que je ne manque pas d'air, et que je peux toujours rêver. Puis elle part, la tête haute et le sourire aux lèvres.

Ensuite, cela devient un jeu, entre nous. Chaque fois que je la croise, je lui parle vélo et lui offre de l'emmener boire un verre, chaque fois elle refuse en riant. Jusqu'à ce jour dans la cantine du lycée, où Diane renverse son plateau, suscitant les applaudissements hilares de la salle entière. Diane est mortifiée, et moi je jubile. Je l'aide à tout nettoyer, et saisis immédiatement l'occasion pour enfin décrocher un premier rendez-vous.

Le premier d'une longue série.

Cela dure sept ans. Sept années de bonheur. Avec Diane, j'imagine mon futur, nos trois enfants, nos voyages en Asie ou dans les Caraïbes pour sillonner ces fonds marins qui la fascinent et qu'elle explore avec ferveur dès qu'elle en a l'occasion, notre appartement avec vue sur le Sacré-Cœur, qui abritera nos premiers pas « en tant qu'adultes responsables » – ces mots que Diane prononce avec une grosse voix qui nous fait marrer.

Et puis, tout s'arrête net.

Un jour, Diane ne revient pas. Son père lui offre un sublime stage de plongée au large de Key Largo, en Floride, pour fêter l'obtention de son diplôme d'ingénieure. Lorsque je l'accompagne à l'aéroport, je l'embrasse, comme d'habitude. Avec un peu plus d'insistance, puisque nous n'allons pas nous voir pendant une dizaine de jours. Quand je repense à cet instant, le sentiment qui domine, c'est la culpabilité. C'est idiot bien sûr, comment aurais-je pu savoir ? Mais je ne pourrai jamais me pardonner de ne pas l'avoir retenue, de ne pas l'avoir empêchée de monter dans cet avion. J'aurais dû me documenter sur le club de plongée : je l'aurais alors dissuadée d'utiliser leur matériel, car j'aurais appris que l'accident de Diane n'était pas le premier dysfonctionnement – même si aucun n'avait jusqu'alors abouti à un décès.

Diane n'est jamais remontée.

Diane est morte au milieu de ces coraux qu'elle aimait tant.

J'avais tout juste vingt-trois ans.

J'étais chez Lumière depuis quelques mois seulement.

L'entreprise est devenue ma béquille, mon obsession. J'aime à penser que, d'une certaine façon, Lumière m'a empêché de sombrer, que Lumière m'a sauvé.

À partir de ce jour, je me suis donné corps et âme.

Plus rien d'autre n'a compté pour moi.

Bien sûr, de temps en temps, « il faut bien que le corps exulte », comme le chante « La Chanson des vieux amants » de Brel, cette chanson qui me serre la gorge à chaque fois. Mais j'ai toujours été honnête sur ce que je recherche. Je ne promets rien, et ne demande pas d'engagement en retour. Je veux rester libre, indépendant. Ça me va très bien comme ça.

*

La mort et moi, on n'est pas potes, mais si elle vient me chercher plus tôt que prévu, ça n'est pas si grave.

Alors je la défie, sur les heures qui me restent en dehors de Lumière, soit environ 10 % de mon temps. Ça n'est pas beaucoup, voilà pourquoi il faut que ce soit dense, fort. Je n'aime pas faire les choses à moitié. Je me dis toujours que je préfère mourir à quarante ans en ayant rempli mon corps d'adrénaline, plutôt qu'à quatre-vingts piges en étant resté le cul dans un fauteuil à comater devant la télé.

Ma passion à moi, c'est le BASE jump. C'est un sport extrême, apparu dans les années 60 quand quelques pionniers ont décidé de délaisser l'avion pour se lancer dans le vide à partir de points fixes. Le principe est toujours le même : après un instant de chute libre qui fait tout le sel, le danger, le pic de fièvre et de sang de la discipline, le BASE jumper déplie son parachute pour rejoindre le sol.

J'ai découvert ça deux ans après la mort de Diane, et depuis je ne peux plus m'en passer. J'ai effectué plusieurs centaines de sauts, le plus souvent du haut de montagnes ou de ponts, puisque ce sont les points les plus facilement accessibles et les plus légaux… Mais mon truc à moi, ce sont les tours en construction et les grues, au beau milieu des grandes villes, et toujours de nuit. C'est aussi pour cela que je ne rechigne jamais à voyager pour Lumière : je profite de mes déplacements professionnels pour effectuer des sauts, aux quatre coins du monde. Les plus beaux, je les ai réalisés depuis le Royal Gorge Bridge dans le Colorado – le pont le plus haut du monde de 1929 à 2001, excusez du peu… –, et puis – ma grande fierté – depuis la Shanghai Tower, ce mastodonte en forme de ver de terre géant qui culmine à six cent trente-deux mètres, et qui était presque achevé lorsque j'ai sauté, l'an dernier.

Je tourne des vidéos, pour fixer l'instant, prolonger le plaisir. Sur Instagram et YouTube, mon pseudo c'est VforVictory. J'ai près de cent mille followers, ce qui, dans ce domaine, est énorme. Mais je n'accepte aucun partenariat rémunéré, et j'utilise un masque qui recouvre tout le bas de mon visage. Ça me donne un petit air de super-héros, et puis ça évite le mélange des genres. Je crois bien que mes employeurs n'apprécieraient pas de savoir que l'un de leurs plus hauts cadres risque sa vie tous les week-ends… et profite des voyages payés par l'entreprise pour mener des actions illégales. La transgression, ça fait partie du truc. Là où c'est autorisé, c'est quand même moins tripant.

Le fait que je refuse toute collaboration avec des marques et que je cache mon visage contribue à créer tout un mystère autour de moi. Les gens adorent ça, pensent que c'est une méga star qui se cache derrière le masque, une sorte de Banksy des hauteurs. Certains ont comparé le haut de mon visage à tout un tas de célébrités, et sont arrivés à la conclusion que j'étais sûrement Leonardo DiCaprio, ou bien Jared Leto, ce qui n'a rien à voir. En même temps, ça veut dire que je suis plutôt beau-gosse-du-haut-du-visage, donc c'est flatteur. Je me suis amusé à intervenir sous un autre pseudo, assénant le plus sérieusement du monde que VforVictory était peut-être une femme, pourquoi pas Lady Gaga. J'ai eu pas mal de likes amusés, et des commentaires qui argumentaient très sérieusement pour me démontrer que non, je n'étais pas Lady Gaga. J'adore les réseaux sociaux.

Depuis quelque temps, sous la pression de mes followers, je me suis mis à diversifier mes contenus : en plus des vidéos, je fais maintenant des selfies de l'extrême, ces photographies vertigineuses dans lesquelles je me montre sans aucun filet de protection, en équilibre au sommet des plus hauts buildings du monde.

Lorsque je m'élance, lorsque je sens le vent fouetter mon corps et la mort devenir une possibilité, c'est curieusement le moment où je me sens le plus vivant. Ça n'est qu'en étant masqué que je deviens moi-même. En l'air, il n'y a plus rien d'autre que la possibilité de la vie ou de la mort. L'ouverture du parachute, c'est le choix ultime. Stop ou encore. Je crois que je ne me lasserai jamais de cette milliseconde au cours de laquelle j'ai l'impression que je vais mourir, cet instant où les carcans sociaux n'existent plus, cet instant où je choisis de vivre. Après un saut, plus rien n'a la même saveur. L'état de grâce dure un ou deux jours. Mais la griserie s'estompe. Très vite, il me faut la dose suivante.

*

Aujourd'hui.

Elle se nomme Phoenix Lancenay.

C'est une jeune femme souriante, qui fait tout son possible pour s'effacer, mais bien trop jolie pour qu'on ne la voie pas, dans cette salle de pause que certains fréquentent avec plus d'assiduité depuis qu'elle est là.

Cela fait plusieurs jours que je l'observe et que je la suis.

Ce qui m'intrigue, c'est la détermination qui se dégage d'elle.

Elle est très mince, de taille moyenne, une brindille. Un souffle pourrait la briser, et pourtant en la voyant se transformer à la sortie du siège de Lumière, avec ses piercings et ses visites dans cette maison de vieux, j'ai senti… je ne sais pas… que rien ne pouvait vraiment l'ébranler. Pour être honnête, je me suis dit : *Cette fille est plus forte, plus solide que toi.* C'est étonnant, c'est la première fois qu'une personne inconnue me fait ce genre d'impression. Et sa manière de m'accueillir à coup de bombe lacrymo dans cette ruelle a confirmé mes intuitions…

17

PHOENIX

Victor Enders a repris forme humaine.

Je suis dans la ruelle, debout face à lui, prête à m'enfuir de nouveau.

— Monsieur Enders, je suis tellement navrée, je ne vous avais pas reconnu… Est-ce que… je peux faire autre chose pour vous aider ?

— Vous en avez déjà bien assez fait, merci.

Et puis, sans transition :

— Suivez-moi, et donnez-moi votre portable, par mesure de précaution.

— Vous commencez à m'inquiéter… Je ferais mieux d'y aller.

Je recule, il s'approche.

— Mademoiselle, ne me prenez pas pour un imbécile. Étant donné vos activités, il me semble que vous n'êtes pas en mesure de me refuser quoi que ce soit.

Il marque une pause, puis ajoute :

— À moins que vous ne préfériez passer les dix prochaines années derrière les barreaux ?

Je tente de garder un masque de sérénité, alors que tout en moi bouillonne.

— Je ne sais pas de quoi vous parlez.

— Phoenix, suivez-moi, nous discuterons au calme. Ça ne rime à rien, cette conversation en pleine rue.

— Hors de question.

Je fais semblant de ne pas avoir remarqué qu'il connaît mon prénom. J'hésite à m'enfuir. Mais au fond, je ne sais pas ce qu'il a contre moi, exactement. Je dois entendre ce qu'il a à me dire.

— Vous nous administrez du Clear, à doses régulières, depuis je ne sais combien de temps. Vous encourez la prison pour tentative d'empoisonnement – et peu importe que les doses utilisées soient faibles, faites confiance aux avocats de Lumière pour vous broyer en bonne et due forme.

Je ne bouge plus, retiens mon souffle.

— Et si vous parvenez par miracle à éviter la prison, la presse amie de Lumière fouillera dans les moindres détails de votre vie, vous fera passer pour une délinquante, une démente. Est-ce cela que vous voulez ?

L'émotion me gagne. Ce qu'il décrit là, c'est exactement ce qui est arrivé aux jardiniers d'Alès. Mais je ne dois pas plier.

— Je n'ai rien à perdre, alors vous pouvez bien faire ce que vous voulez.

Victor Enders m'observe.

— Phoenix, écoutez-moi. Je vous ai vue avec votre grand-mère, je sais que vous vivez avec votre maman. Quelle fin de vie souhaitez-vous pour elles deux ? La pauvreté, l'hôpital, la solitude, la honte d'avoir une petite-fille, une fille criminelle notoire ?

— Parce que vous m'espionnez depuis plusieurs jours ?

— Parce que vous m'empoisonnez depuis plusieurs jours ?

Il n'a pas tort. Un partout.

— Phoenix, ça peut vous paraître étrange, mais je ne vous veux pas de mal. Je veux juste comprendre. Faites-moi confiance.

Je suis coincée.

Si je décide de ne pas le suivre, je prends le risque qu'il me dénonce, que tout s'écroule. Je ne peux pas me le permettre.

— Vous faire confiance serait comme me jeter dans le vide sans savoir si le parachute est en état de marche. Je vais vous suivre, mais je vous préviens, la géolocalisation est enclenchée sur mon téléphone !

Pas seulement la géolocalisation. Je viens d'activer la fonction dictaphone, aussi. Deux assurances-vie valent mieux qu'une.

Il me dévisage un instant, un léger sourire au coin des lèvres.

— Quoi ? Qu'est-ce que j'ai dit ?

— J'aime bien votre histoire de parachute, c'est une image qui me parle. En route.

*

En arrivant chez Enders, la première chose que je remarque, c'est le piano.

L'espace d'un instant, je me demande s'il l'a installé là exprès, pour m'amadouer. S'il sait que ma vie ce ne sont pas ces habits de femme de ménage, cette rancœur et ce désir de vengeance. Que si j'avais le choix, ma vie ne serait que musique, notes et silences. Et puis je me rends compte que beaucoup de meubles sont disposés de manière à ce que ce piano à queue Steinway & Sons noir brillant soit mis en valeur. Il est peu probable qu'Enders ait réorganisé son intérieur en espérant que cela m'attendrisse. Il me tient avec des choses nettement plus concrètes. Le reste de l'appartement – en tout cas ce que j'en vois, c'est-à-dire l'immense pièce de réception – est somptueux. Dix-huitième arrondissement, seul au dernier étage, avec une vue plongeante sur le Sacré-Cœur. Je n'ose même pas imaginer combien de litres de Clear il a fallu vendre pour payer un truc pareil.

Je m'assieds sur un canapé rouge matelassé que l'on dirait tout droit tiré d'un film de science-fiction, et qui tranche avec le faste clinquant du reste de la décoration. Je ne me sens pas à ma place dans un tel environnement, et fourre mes mains dans mes poches.

— Vous voulez boire quelque chose ?

— Non, merci.

Enders se met à sourire, de nouveau. Il m'agace.

— Qu'est-ce qui vous amuse ?

— Rien de spécial... enfin, si. Vous. Vous me faites penser à une adolescente, avec votre air renfrogné et vos poings serrés dans un sweat à capuche, et en même temps vous dégagez... je ne sais pas... il émane de vous une certaine force... qui m'impressionne, à vrai dire.

Enders baisse les yeux. Il rougit. C'est malin, je suis gênée, maintenant.

— Je crois que je vais respirer un peu et me calmer. Je veux bien un thé finalement, monsieur Enders.

Il revient quelques instants plus tard avec un plateau en argent sur lequel sont disposés une théière japonisante en fonte, deux tasses en céramique avec des fleurs et un liseré doré sur le rebord, et un coffret rempli de sachets colorés. Je souris.

— Mais dites-moi, Victor Enders, vous êtes le roi du pisse-mémé !

Je crois qu'il est un peu désarçonné par mon naturel. Il me tend une tasse fumante, un air mi-amusé, mi-outré greffé sur le visage.

— Voilà, je crois que les présentations sont désormais faites, chère Phoenix. J'ai quelques petites choses à vous dire, et vous aussi je crois.

Je bois quelques gorgées, mais les effluves de cannelle, d'orange et de citron n'apaisent pas le stress qui monte à mesure que Victor Enders détaille ses découvertes.

— Je suis diabétique, alors je fais des prises de sang régulières pour suivre l'évolution de mon diabète. De temps en temps, je fais doser également dans mon organisme le taux de principe actif du Clear. Je connais les risques d'une forte exposition, alors j'essaie d'en limiter l'absorption : je mange bio la plupart du temps, j'évite de boire de l'eau du robinet quand je suis dans une région d'agriculture intensive, et je parviens globalement à maintenir la contamination de mon corps à un niveau assez bas.

Quel cynisme. Le mec vient d'avouer connaître les dangers du Clear, sans afficher le moindre remords.

Je ronge mon frein, et le laisse continuer.

— Il y a quelques jours, j'ai découvert que mon taux était très haut. Beaucoup trop haut. J'ai d'abord pensé à une erreur, mais le laboratoire avait vérifié trois fois avant de m'envoyer le résultat : ils étaient sûrs d'eux. Je me suis demandé d'où cela pouvait provenir. Et j'ai compris que quelque chose clochait dans la nourriture que je ne contrôlais pas moi-même : celle de la restauration collective. Je me suis débrouillé pour emporter un échantillon de chaque boisson et de chaque plat absorbé pendant trois jours. L'analyse de mes cafés m'a... quelque peu surpris.

Je suis en train de me liquéfier. J'ai très chaud, tout à coup. Je me rassure en me disant que c'est à cause de la tisane, mais bien sûr ce n'est pas ça. J'enlève mon sweat à capuche, le dépose à côté de moi sur le canapé. Pendant ce temps, Enders continue à déballer ses trouvailles avec l'excitation d'un détective de pacotille face à son enquête la plus importante. Derrière la tension que provoque ce qu'il m'explique – il est tout de même en train de me dire qu'il m'a prise la main dans le sac –, je suis touchée par l'amusement enfantin de cet homme puissant qui semble être tombé dans une faille temporelle.

— Je me suis intéressé de plus près au personnel de cuisine, et à cette jeune femme qui rangeait, servait et desservait, nettoyait notre espace commun. Je vous ai observée. Et je vous ai suivie.

Il marque une pause. J'attends.

Je devrais être terrorisée, mais ça n'est pas le cas. Je m'étonne de garder un tel calme face à la tempête qui s'avance. Quelque chose en moi me dit que ce Victor Enders n'est pas dangereux. Je continue d'écouter, me contentant de hochements de tête, entre deux gorgées d'eau chaude au goût de pain d'épice.

— Je me suis demandé quoi faire... Et puis j'ai voulu d'abord vous rencontrer, avant de décider. Votre action est pour le moins... audacieuse. Vous m'intriguez. Pourquoi faites-vous cela ? Qu'est-ce qui peut motiver une telle prise de risque ?

Victor Enders plante son regard dans le mien. Il me déstabilise.

Je voudrais détourner la tête mais je dois lui faire face. Ne pas baisser les yeux la première. J'ai réfléchi à ce que j'allais dire, dans le taxi qui nous a amenés chez lui, et dans lequel nous sommes restés silencieux.

— Monsieur Enders, je suis une militante de l'association Greenwatch.

— Je m'en étais douté, figurez-vous...

J'ai bien envie de lui mettre une ou deux claques, à ce monsieur-je-m'en-étais-douté-j'en-étais-sûr.

— Chez Greenwatch, nous avons de sérieuses raisons de penser que Lumière fait pression sur certains chercheurs, journalistes, hommes et femmes politiques, pour dissimuler les effets néfastes du Clear sur la santé.

— Et donc vous êtes militante d'une ONG, et vous décidez d'empoisonner trente personnes... Belle mentalité, bravo.

— Greenwatch n'a rien à voir dans tout ça. C'est une action... personnelle, qui n'engage que moi. En fait je suis une *ex*-militante de Greenwatch. Je me suis *radicalisée*, en quelque sorte, car j'ai compris que vous, les dirigeants de Lumière, vous êtes intouchables, trop protégés. Et c'est vingt-six personnes, pas trente. Le Clear tue, vous le savez très bien, et vous passez ça sous silence. Voire... vous achetez le silence.

— Vous m'accusez ?

— Je constate.

Le visage d'Enders se ferme.

Il reste silencieux un instant. Se lève, et s'immobilise devant la fenêtre de son appartement. Il observe le Sacré-Cœur, en sirotant sa tisane nerveusement. Lorsqu'il revient s'asseoir, je vois passer un voile dans son regard. Il y a quelque chose d'étrange chez lui, que je ne parviens pas à saisir. Il reprend.

— Phoenix, je ne vais rien faire contre vous. Je ne vous dénoncerai pas.

J'esquisse un léger sourire, et me remets à respirer normalement… consciente de l'avoir échappé belle. Je brûle de demander ce qui motive cette inaction, mais il vaut mieux que je me taise, j'ai trop peur qu'il change d'avis. Je reste sur mes gardes.

— En échange, je vous demande d'effacer sur-le-champ ce que votre téléphone est en train d'enregistrer, de cesser tout empoisonnement bien sûr, et de démissionner de votre poste au sein de Lumière.

Eh merde. J'ai eu raison de me méfier.

Il se penche vers moi, et ses yeux me foudroient.

— Je vous laisse trois jours. C'est à prendre ou à laisser.

J'hésite un instant, mais je comprends la chance qui m'est donnée. Alors je réponds, à regret :

— Merci, monsieur Enders. Je prends.

18
VICTOR

Un mois plus tôt.

Ces derniers temps, je me sentais épuisé.

Avec mon rythme de vie, mon organisme avait été mis à rude épreuve – je n'y peux rien, si toutes les grandes villes d'Asie et d'Amérique latine sont bourrées de buildings en construction, tous plus hauts les uns que les autres, tous facilement accessibles. Alors je ne m'inquiétais pas plus que ça. La perspective des vacances me rassurait.

C'est le seul break que je m'accorde : une semaine au soleil courant octobre pour recharger les batteries, puis quelques jours chez ma mère, dans son ranch paumé du Texas, avec ce riche péquenaud américain que j'ai toujours détesté – et qui a remplacé papa un peu trop vite à mon goût. Aussi depuis que mon père est mort, je ne vois ma mère qu'une fois par an. C'est bien suffisant.

Et puis ma fatigue s'est amplifiée. M'obligeant à annuler la plupart de mes *conference calls* nocturnes, afin de dormir un peu plus que mes quatre heures habituelles.

Un jour, je n'ai pas entendu le réveil sonner, et suis arrivé en retard à une importante réunion à laquelle assistaient mon chef Herbert, et la grande patronne.

La réunion avait lieu dans la salle *spéciale* de Lumière – une sorte de bunker, sécurisé par des professionnels qui auraient, dit-on, équipé la Maison-Blanche en lieux de conversation protégés de toute captation extérieure. Avant d'entrer dans cette salle, chacun doit déposer son smartphone, son ordinateur portable et autres appareils électroniques dans des casiers prévus à cet effet. Tout un protocole, qui a encore retardé de quelques minutes mon arrivée.

Lorsque j'ai passé le seuil de la salle de réunion, Angélique Sartre a stoppé net son propos, m'a souri et m'a lancé, devant une assemblée composée d'une quinzaine de directeurs de l'entreprise :

— Eh bien, mon cher Victor, c'est la première fois depuis que je vous connais que vous arrivez en retard. Cela mérite d'être souligné. Je souhaiterais que chacun ici vous applaudisse, non pas pour aujourd'hui, mais pour votre ponctualité des autres jours. Une sorte d'hommage inversé.

Je me suis mis à sourire également, pensant qu'il s'agissait d'une boutade. Et je me suis dirigé vers ma place. Mais Sartre ne plaisantait pas.

— Restez debout, Victor. Vous vous êtes suffisamment reposé, ce matin. Les autres, allez, on l'applaudit bien fort, a-t-elle dit en joignant le geste à la parole, obligeant le reste des troupes à se joindre à elle.

Quelques visages compatissants se sont tournés vers moi, d'autres exultaient intérieurement. Après toutes ces années, Angélique Sartre a toujours besoin de prouver son ascendant sur ses équipes. De montrer que malgré notre relation particulière, nous restons des employés comme les autres. J'ai regardé mon boss, Herbert. Il a baissé les yeux. N'est pas intervenu.

— Que cela ne se reproduise plus.

— J'y veillerai. Je vous prie de bien vouloir m'excuser, encore une fois.

— Bien, où en étions-nous, avant d'être interrompus ?

Tout au long de cette longue réunion, j'ai éprouvé de grandes difficultés à me concentrer. Non pas à cause de mon arrivée, j'en ai vu d'autres. Non, je me sentais mal *physiquement*. J'avais l'impression d'étouffer dans mon costume, que mon col était trop serré. Pourtant ma tenue était très semblable à celle des autres jours. Avais-je grossi soudainement, ou bien cette chemise avait-elle rétréci ? Toujours est-il que l'impression de suffoquer était bien là, malgré le desserrement de ma cravate. Au fil des heures, je me suis mis à transpirer à grande eau. Impossible de sortir de la salle, bien sûr, vu mon arrivée remarquée. Impossible d'enlever la veste de mon costume anthracite, sous peine de dévoiler de gigantesques auréoles. Heureusement, j'étais équipé en mouchoirs. Il m'en a fallu une dizaine pour m'éponger le visage régulièrement, sans que personne ne s'aperçoive de mon malaise.

La suite de la journée s'est écoulée ainsi, entre cachets de paracétamol et frissons.

Le week-end est arrivé comme un soulagement.

J'ai décidé de me reposer vraiment, moi qui avais pourtant planifié un saut depuis un pont, dans les gorges du Verdon. J'ai passé au final deux jours au fond de mon lit. Lorsque, le dimanche soir, une éruption cutanée sur mon thorax a rejoint les autres symptômes, j'ai compris qu'il me serait impossible d'attaquer une nouvelle semaine dans cet état.

Le lundi matin à la première heure, je décidais de consulter.

*

Une semaine plus tard, je suis assis en face d'un homme en blouse blanche, à l'hôpital. Et ce que cet homme est en train de me dire est irréel.

C'est si incongru que mon premier réflexe – dont j'aurai honte par la suite, lorsque je constaterai la mine fermée du médecin – est de penser à une caméra cachée.

— C'est impossible, docteur. Vous devez faire erreur. Vous avez mélangé mon dossier avec celui d'un autre patient, ça ne peut pas être ça.

— Je suis désolé, monsieur.

★

Pendant quelques jours encore, je prends d'autres avis, auprès d'autres spécialistes.

Je tente d'extorquer une vérité alternative.

Mais j'ai beau m'agiter, les conclusions restent les mêmes.

L'affliction dans les regards de mes interlocuteurs, aussi.

Ces élans de compassion chez ces parfaits inconnus me foutent d'autant plus la gerbe qu'ils semblent sincères.

Je suis terrifié.

Cela ne m'était pas arrivé depuis des années, un tel flot d'émotions. Pour moi qui parviens d'ordinaire à garder en cage tout sentiment, réagir de la sorte est une telle humiliation. Quand bien même je demeure le seul spectateur de ma détresse, cela m'est insupportable.

Une révolution silencieuse m'agite.

Depuis les cellules de mes ganglions qui se multiplient à un rythme bien trop élevé, jusqu'à mes neurones qui ne parviennent plus à trouver le sommeil.

Toujours, les mots du médecin reviennent me transpercer.

Lymphome non hodgkinien. Cancer du système lymphatique.

L'une des maladies que *la rumeur scientifique* attribue au Clear.

Bien sûr, je suis exposé depuis des années à ce produit. Mais il y a tellement de gens qui ont ce cancer sans aucun lien avec le Clear. Je n'y crois pas. C'est terrible, mais c'est le hasard. Rien d'autre.

C'est ce que je me répète, au début.

Mais je sens bien qu'il y a un autre type de cancer qui me grignote à petit feu.

Un poison lent, terrible : *le doute*.

Et si ces scientifiques indépendants disaient vrai ?

Je passe des soirées entières à lire les témoignages des détracteurs du Clear, à m'imprégner de toutes ces voix dont Lumière fustige le manque de sérieux et de recul, s'abritant toujours derrière les autorisations de commercialisation, légalement obtenues. Ces voix, que je n'ai jamais écoutées, prennent soudain une tout autre tonalité, à la lumière de ce qui me ronge le corps et le cœur.

Et *le doute* se mue en *intime conviction*.

Une entreprise *vraiment* responsable devrait tenir compte des accusations, y apporter de vraies réponses. Une entreprise *vraiment* responsable devrait cesser de brandir des dossiers scientifiques montés il y a près de vingt ans, mettre en place de nouvelles études pour vérifier si le Clear est oui ou non coupable… La négation pure et simple de tous les indices qui convergent vers le caractère dangereux du Clear est en soi un aveu. Je ne sais pas pourquoi, mais l'image qui me vient en tête est celle d'un conducteur de train, qui entendrait les hurlements d'individus qu'il est en train d'écraser, qui croiserait les visages apeurés des témoins de la scène, mais qui déciderait sciemment de continuer à avancer, sans jeter le moindre regard en direction des rails.

Comment ai-je pu être aussi naïf ? Toutes ces années, j'ai pensé que j'étais suffisamment important dans l'entreprise pour que l'on ne me cache rien. Après tout, j'étais le numéro trois de la division Recherche et Développement.

Qui est au courant ? Qui est coupable ?

Mon propre chef a-t-il baissé les yeux, comme il a baissé les yeux quand Angélique Sartre m'a applaudi dans cette salle de réunion ?

Je brûle de le savoir.

Car une chose est certaine : aujourd'hui, je paie mon aveuglement au prix fort.

★

Je ne suis pas diabétique. C'est seulement lorsque j'ai appris que j'étais atteint d'un cancer que je me suis décidé à doser le taux de principe actif du Clear dans mon corps.

Tout le monde est exposé. Les résidus sont partout dans notre alimentation, et donc dans nos corps, le corps de nos enfants. Mais le taux qui est apparu sur mes analyses était bien trop élevé pour être naturel. Il aurait fallu, pour atteindre cela, que je mange autant qu'une cinquantaine de Français chaque jour… ou bien que j'absorbe du Clear, par voie directe. La suite de l'histoire racontée à Phoenix est vraie : j'ai mené l'enquête, remontant jusqu'à cette remarquable jeune femme. J'ai d'abord pensé que c'était elle qui avait provoqué ma maladie, mais c'est impossible : elle n'est à son poste que depuis quelques semaines, et le Clear est un poison qui prend son temps.

L'action qu'elle a entreprise est moralement très discutable – c'est le moins que l'on puisse dire –, pourtant je ne peux m'empêcher d'éprouver pour elle un certain respect, mâtiné de fascination. Je ne sais pas qui est vraiment cette fille, je ne sais pas ce qu'elle cherche. Je sais juste qu'elle me plaît, avec sa rage au ventre, sa révolte sourde et sa fragilité qui affleure, à rebours de ce qu'elle veut afficher. Je ne pouvais pas la laisser continuer, bien sûr. Mais je n'ai pas eu envie de l'anéantir.

*

Même s'il est impossible de savoir à quelle échéance et à quelle vitesse, l'évolution de ma maladie est inéluctable. D'ici à cinq ans, j'ai désormais plus de chances d'être mort que vivant.

Pour le moment, personne n'est au courant. Mon état est plutôt stable, et mes symptômes actuels sont ceux d'une mauvaise grippe. Je parviens à les dissimuler, avec un peu de discipline et d'abnégation. J'en ai à revendre. Si je commençais à me soigner sérieusement, je ne pourrais plus cacher mon état. Aussi ai-je décidé, contre l'avis du corps médical, d'attendre le plus longtemps possible avant d'attaquer les traitements lourds.

Quand les médecins jugeront que la maladie est trop avancée, j'aurai alors le choix de me soigner, ou bien de ne pas ouvrir mon parachute.

Lorsque je regarde en arrière et me demande ce que j'ai construit, réellement, dans ma vie, je pourrais énumérer les éléments suivants : une belle carrière, un bel appartement, la reconnaissance de mes talents professionnels, l'appartenance au club fermé des dirigeants d'une grande entreprise, la réussite matérielle au-delà de ce que j'avais moi-même imaginé. L'admiration des réseaux sociaux pour le personnage masqué que je me suis créé, aussi. Mais d'un point de vue personnel, le vide est intersidéral : je n'ai pas d'enfant, pas de famille avec laquelle partager mes réussites, mes joies, mes peines, ma mort.

Au fond, tout cela est d'une tristesse absolue.

Alors je veux donner un sens à ma fin de vie. Rien ne serait pire que de mourir en étant incapable de me regarder dans la glace.

Est-il possible d'être, à différents instants de sa vie, complice et justicier ?

Il est grand temps pour moi de changer de perspective.

Je ne sais pas par où commencer, mais je suis prêt.

19

PHOENIX

Il est plus de vingt-trois heures, lorsque je sors du domicile de Victor Enders, et m'engouffre dans le taxi qu'il m'a commandé – je ne voulais rien accepter de lui, mais il a insisté, et puis je me suis dit que ce serait toujours ça de pris.

Au cours de la soirée, j'ai envoyé un SMS à ma mère pour lui indiquer que je ne dînerais pas à la maison, et un autre à César : *Impossible de t'appeler, travail à rendre pour demain.* La réponse de mon frère a fusé : *Il s'appelle comment, ton travail à rendre ? Il est mignon au moins ?*

Derrière les vitres teintées du taxi, j'observe les lumières de Paris, puis la monotonie des voies rapides, pourtant trop encombrées pour l'être vraiment. Le chauffeur ne parle pas, tant mieux. Alors que Radio Classique s'entête à vouloir adoucir la nuit, j'ai besoin de me concentrer sur les événements de la soirée.

Je viens de gravement merder. J'ai perdu le contrôle de la situation. D'ici quelques jours, je n'aurai plus d'emploi, et je ne suis pas plus avancée concernant mon père. Je m'en veux terriblement.

Certes, tout ça aurait pu être bien pire : Enders aurait pu lancer la police à mes trousses, me détruire. Mais il n'en a rien fait.

À vrai dire, je me pose pas mal de questions sur lui.

D'un côté, il incarne le mal absolu. Depuis des années, son travail consiste à montrer à quel point le Clear est un produit extraordinaire. Il ne nie pas les dangers du produit, mais réfute les accusations de tromperie, de corruption, de dissimulation. Est-il possible qu'il ne sache rien ? Dans mon tribunal intérieur, Enders est coupable. Bien sûr, il ne semble pas lié à ce qui est arrivé à mon père, mais il en est complice, d'une certaine façon.

Il y a beaucoup de choses dans l'apparence et la personnalité d'Enders qui sont détestables. Il est un peu trop sûr de lui, trop beau, trop chic et propre, avec son costume cintré hors de prix, ses chaussures cirées, ses dents blanches et son sourire poli. C'est le genre d'homme que je fuis comme la peste.

D'un autre côté, je ne sais pas… il y a un certain mystère, chez lui. Et le fait qu'il ne me dénonce pas, évidemment cela rebat les cartes, trouble le jeu.

Enders est décidément un homme bien étrange. Sans savoir vraiment expliquer pourquoi, j'ai cru déceler de la sensibilité chez lui. De la douceur, même. C'est totalement idiot et probablement biaisé par la simple présence du piano. Je secoue la tête, et il me semble que le chauffeur me jette un regard inquiet, par rétroviseur interposé.

★

Je passe la nuit à tourner le problème dans tous les sens, ne parviens pas à trouver le sommeil.

Enders m'a laissé trois jours pour démissionner. Nous sommes mardi soir. Techniquement, j'ai donc jusqu'à vendredi. L'incongruité de ses paroles n'en finit plus de me tourmenter : « Faites-moi confiance », « Je ne vais rien faire contre vous ». Enders a sciemment décidé de me protéger, c'est très clair. En faisant cela, il prend, lui aussi, de gros risques. Si quelqu'un découvrait qu'il ne m'a pas dénoncée, cela pourrait lui coûter son poste. Ou pire encore.

Vers trois heures du matin, je rallume ma lampe de chevet et me mets à fixer le walkman. Comme s'il pouvait me guider, m'indiquer la marche à suivre. La voix de mon père se superpose au visage de Victor Enders, et soudain *la bonne question* jaillit.

Si cet homme n'est pas un véritable ennemi… pourrait-il devenir un allié ?

En tant que dirigeant de l'entreprise, Enders a sans doute à portée de main tout un tas de dossiers inaccessibles au commun des mortels. Pourrait-il m'aider à enquêter sur la mort de mon père ?

Je suis sûrement folle, car en l'espace de quelques instants, cette hypothèse insensée s'incruste, s'accroche. Jusqu'à s'imposer. Et devenir l'évidence même.

Enfin, ce qui devient évident, ça n'est pas qu'il accepte de m'aider, c'est que je ne cours pas de grand danger en le sollicitant. Et puis, qui ne tente rien…

*

Le matin chez Lumière, la fatigue pèse sur mes jambes, mais la tension nerveuse me tient éveillée. Je m'abstiens de tout empoisonnement, comme promis, et prends bien soin de nettoyer de nombreuses fois le réservoir d'eau, afin de minimiser les traces de Clear.

Lorsque Victor Enders vient chercher son café, il ne m'adresse aucun signe. C'est normal bien sûr, mais je ne peux m'empêcher de ressentir une certaine déception. Je lui tends sa tasse, accompagnée d'une serviette en papier. Il commence par la refuser, mais au regard que je lui lance, il comprend qu'il doit s'en saisir. À l'intérieur, j'ai griffonné mon numéro de téléphone et un simple message : *Je dois vous parler.*

Deux heures passent. Une éternité. Enders ne se manifeste pas. Je me raisonne, me rappelant qu'il se trouve dans une salle *sans portable.* S'il ne répond pas, c'est parce qu'il ne le peut pas. La réunion se termine, Enders passe à proximité, sans me lancer le moindre regard.

Une nouvelle heure s'écoule. Je frémis en imaginant qu'il ait pu laisser sa serviette à quelqu'un d'autre. Que ferais-je alors ? Que dirais-je ?

Je sursaute, lorsque mon téléphone émet une vibration.

Mon cœur s'accélère.

Sur l'écran, apparaît la réponse d'Enders.

Je n'ai plus rien à vous dire.

Mes jambes tremblent. Je suis dans une impasse.

Je me ronge les ongles – ce que je ne fais jamais –, et sens les larmes monter. J'ai tout fait foirer. Retour à la case départ. Je ne peux pas rester comme ça. Je commence par taper : *Je vous en supplie monsieur Enders…* mais même si c'est ce que j'ai envie de lui dire, je sais bien que ça n'est pas la bonne méthode. Et puis ça n'est pas mon genre, de jouer les implorantes. J'efface et finis par écrire : *Comme vous voudrez. Je suis sûre que Mme Sartre appréciera le son de votre voix, sur ce second enregistrement.*

La réponse d'Enders ne tarde pas, cette fois-ci.

Vous bluffez.

Bien sûr que je bluffe. Mais il ne peut pas en être certain. Le doute doit le tenailler. Je me fais violence, et laisse passer de longues minutes sans renvoyer de message.

Nouvelle vibration. Nouvelle tachycardie.

Victor Enders s'est ravisé. Ou bien adouci, peu importe.

Je pars en déplacement professionnel à Londres, et serai de retour samedi. Si vous voulez VRAIMENT me parler, rendez-vous demain soir à 20 h 45, sous l'horloge de la gare de St. Pancras.

Eh merde. Il revient samedi, je suis censée démissionner d'ici à vendredi.

Je dois impérativement lui parler avant, même si ça doit me coûter un aller-retour en Eurostar. Je n'ai pas de plan B.

J'y serai. À demain, monsieur Enders.

20
VICTOR

Ce déplacement à Londres était prévu de longue date, et mon agenda de jeudi et vendredi est une compilation de réunions barbantes au siège de Lumière Royaume-Uni.

Je subodore que cette fille n'a rien en sa possession, mais je préfère ne prendre aucun risque. Lorsque je lui ai envoyé mon dernier SMS, je ne m'attendais pas à la voir débarquer. À St. Pancras, je lui demande de me remettre l'enregistrement, mais elle botte en touche, faisant de notre discussion à venir une condition sine qua non. Elle a un aplomb incroyable, alors je ne sais plus quoi penser.

Quoi qu'il en soit, sa présence à mes côtés est surprenante. Qu'a-t-elle donc à me dire qui ne puisse attendre mon retour, et qui vaille qu'elle dépense de l'argent qu'elle n'a pas ? Je suis curieux de le savoir, mais à vrai dire j'ai bien envie de la faire mariner. Elle ne peut pas d'un côté m'empoisonner et me menacer, et de l'autre imaginer que je vais me plier à toutes ses exigences.

Lorsque nous arrivons à l'hôtel, Phoenix, qui m'a très peu adressé la parole tout au long du trajet en métro, comprend que nous n'aurons qu'une seule et unique chambre, dans un hôtel de Southwark.

— Vous plaisantez, j'espère ?

— Absolument pas. C'est mon assistante qui a effectué la réservation, et elle n'avait naturellement pas prévu que je serais accompagné. Mais ne vous inquiétez pas, c'est une grande chambre, avec deux lits séparés. J'ai déjà gentiment pris la peine de venir vous chercher à la gare…

— Trop aimable.

— Vous ne vous imaginiez quand même pas que je vous prendrais une chambre indépendante dans un cinq-étoiles en haut du Shard ? Si vous n'êtes pas contente, la porte est grande ouverte.

Mon agacement est ostensible, Phoenix comprend qu'elle est allée trop loin.

Elle baisse les yeux, ronge son frein, et bredouille :

— OK, désolée. Mais je prends le lit le plus proche de la porte.

— La confiance règne… Vous ne craignez rien avec moi. Et puis le genre « passion piercings », ça n'est pas tellement mon truc.

Elle prend un air outré.

— Et goujat, par-dessus le marché !

— Pardon, mais vous l'avez bien cherché.

En réalité, je la vois sourire en coin. Je continue donc sur cette lancée.

— Ah, juste une petite chose, Phoenix : il est possible que je ronfle.

— Si c'était le cas, je n'hésiterais pas à vous pousser, vous jeter un verre d'eau… ou bien…

— Ou bien ?

Elle plonge sa main dans sa valise, en extrait un spray de parfum, et le pointe vers moi, mimant son attaque à la bombe lacrymogène du premier soir.

— … ou bien je pourrais aussi vous rappeler quelques souvenirs, Victor.

Je feins la terreur, tout en notant qu'elle vient de passer de « monsieur Enders » à « Victor », sans même s'en rendre compte.

*

Il est déjà tard, Phoenix voudrait me parler au plus vite, mais je reporte la conversation au lendemain et la contrains à une petite visite nocturne de la ville.

— Chacun ses conditions sine qua non, mademoiselle Lancenay.

Elle râle un peu, les premières minutes, puis s'émerveille de tant de beauté – et de nouveauté, puisque c'est son premier voyage hors de France.

Nous longeons la Tamise, depuis le Shakespeare's Globe Theatre jusqu'au Borough Market. Le temps est dégagé, la vue sur la cathédrale Saint-Paul et la rive nord fait son petit effet. Phoenix arbore un large sourire et prend une trentaine de selfies, pestant contre *les photos de nuit merdiques* de son téléphone.

J'observe son petit manège, et dans la clarté blanche de cette nuit londonienne, la finesse de son visage diaphane associée à ses yeux verts, sa chevelure ondulée laissée libre, son air déterminé et sa grâce sensuelle m'évoquent une héroïne de film d'action. Je peine à retrouver le nom de l'actrice, mais je la vois tourbillonner dans les airs dans *Pirates des Caraïbes*, je crois.

Elle se rend compte de l'insistance de mon regard.

— Qu'est-ce qu'il y a ? Pourquoi vous me scrutez comme ça ?

— Je ne sais pas. Parce que Londres vous va bien, sûrement.

Je ne sais pas pourquoi j'ai dit ça, mais je l'ai décontenancée.

— OK, ça vous échauffe l'esprit, les selfies pourris… je note.

Elle me fait rire, encore une fois.

Cette fille est assez déroutante, il faut bien l'avouer.

*

Quand nous arrivons aux abords du London Bridge, je hèle un taxi.

Une vingtaine de minutes plus tard, nous sommes au cœur de l'Isle of Dogs – qui ne compte pas plus de chiens que d'île à vrai dire, mais qui abrite le chantier de la Baltimore Tower. C'est une tour d'habitation, dont le point culminant sera atteint d'ici quelques mois. En attendant, la structure de béton s'élève déjà à cent vingt mètres au-dessus du sol. Cet immeuble est le parfait candidat pour un saut. Il m'a été suggéré par quelques personnes en message privé sur les réseaux sociaux, et si je le tentais, je serais l'un des premiers.

— Et voilà le clou du spectacle !

Je souris, et Phoenix, qui pensait que nous étions en route pour l'hôtel, me dévisage, perplexe.

— Euh… vous m'expliquez ? C'est un vieux chantier sans éclairage.

— L'extraordinaire n'est pas visible d'ici. Suivez-moi.

— Où ça ?

Je lève les yeux au ciel, et pointe mon doigt vers le sommet du building.

— Vous déconnez ? Et on va monter comment ? C'est barricadé partout.

— Parce qu'un petit panneau *sens interdit* vous fait peur, maintenant ? Il y a toujours une brèche dans laquelle s'engouffrer. Le chantier n'est pas surveillé, c'est le genre de construction qui dure des années, ce serait trop cher de payer un gardien, alors des barrières suffisent. Sauf pour les plus motivés d'entre nous. Allez, venez.

Nous montons la quarantaine d'étages en silence. Le chantier est propre, nous progressons sans peine. Il n'y a pour le moment aucune fenêtre, alors plus nous montons, plus le vent souffle. Phoenix frissonne, je le vois. Je propose de lui prêter mon pull, elle commence par refuser, puis accepte, quelques étages plus haut. De mon côté, j'ai mal au crâne et le front brûlant – comme souvent ces temps-ci –, et le cachet de paracétamol avalé avant d'attaquer l'ascension ne fait pas encore effet, alors la fraîcheur me va bien.

Une fois parvenus au dernier étage construit, je m'avance vers le bord de l'immeuble. Phoenix ne me suit pas.

— Approchez, n'ayez pas peur.

— Vous êtes un peu dingue, vous, non ? Comment ça, « n'ayez pas peur » ? On est à plus de cent mètres de haut, sur un putain de building désaffecté, il y a un vent à cinquante kilomètres-heure !

— Vous exagérez, c'est une brise légère.

— Il suffirait d'une bourrasque pour nous faire basculer dans le vide, mais à part ça, « n'ayez pas peur »...

Je me tiens maintenant sur le rebord du bâtiment. Phoenix s'est avancée également, mais reste quelques pas en arrière. La vue est fantastique. À mes pieds s'étale la ville tout entière. Je crois que lorsque je serai mort, c'est ce genre d'instant qui me manquera le plus. Le vide. Son appel. Le silence. Le vent dans mes cheveux. Les lumières en contrebas.

— Victor, c'est bon, j'ai vu maintenant, c'est splendide. On peut partir s'il vous plaît ? J'ai froid.

— Vous connaissez le chemin pour redescendre ?

— Euh, oui, je crois. Mais vous ne venez pas ?

— On fait la course, OK ? Le premier arrivé a gagné.

Je me retourne, lui fais face, écarte les bras, et ferme les yeux.

— Victor, vous êtes flippant, là. Vous jouez à quoi ?

Je la regarde une dernière fois, prends une grande inspiration, lance : « Top départ ! »

Et je me laisse basculer.

Je l'entends pousser un cri d'effroi, puis le souffle du vent prend le dessus. J'ai l'habitude de ce genre de saut en arrière, il faut très vite se retourner sinon le risque est grand que le parachute vrille et ne s'ouvre pas correctement.

L'air fouette mes joues à m'en déchirer la peau. Des picotements parcourent l'ensemble de mon corps. L'adrénaline se mêle aux endorphines.

Mon cœur s'emballe, je n'ai plus mal.

Mon Dieu que c'est bon.

Bien sûr, le danger, la vitesse sont à la racine du plaisir. Mais la jubilation de voir la tête de Phoenix à l'arrivée ajoute une dimension supplémentaire à ce saut.

J'ouvre le parachute un peu tard, mais à temps. Dans le BASE jump, un léger frémissement de concentration peut s'avérer fatal, je le sais très bien. Ce soir, j'ai joué un peu trop près du feu. Mais je suis toujours là.

*

Une fois en bas, je patiente une quinzaine de minutes. Nous en avons mis dix pour monter, il n'en faut pas plus pour redescendre.

Je n'aime pas m'attarder, car dans les sauts urbains, il est toujours possible de voir débarquer la police. Ça n'a pas l'air d'être le cas ce soir, mais je ne veux pas prendre le risque.

L'inquiétude me gagne. Les hormones du stress prennent le dessus.

Diverses pensées me traversent, et je m'en veux, tout à coup, de lui avoir fait ça. À vrai dire, j'avais pris mon sac à dos-parachute, mais je n'étais pas certain de sauter. J'ai pris la décision au dernier moment. J'en avais une envie folle.

Vingt minutes. Que fait-elle, bon sang ?

Et si elle avait essayé de me retenir, pensant que je tombais, et avait basculé dans le vide ?

Mon cœur se met à battre extrêmement fort. Je décide de remonter au sommet de la tour. Cette seconde ascension n'était pas prévue. Je sens que je force trop sur mon organisme. Je dois m'arrêter à mi-chemin, reprendre mon souffle, faire baisser la température de mon corps. Mon crâne me lance, je me sens de plus en plus fiévreux.

Lorsque je parviens tout en haut, je trouve Phoenix assise contre un mur. Je lui lance un grand sourire et avance vers elle, m'apprêtant à la charrier sur le fait qu'elle a lamentablement perdu la course… mais elle est en larmes. Lorsqu'elle m'aperçoit, elle se lève, se dirige vers moi, furieuse, et me gifle.

— Espèce de connard ! Ne me refaites plus jamais un coup pareil ! Vous vous croyez drôle avec votre petit parachute et votre air satisfait ?

Elle est hystérique. Elle tremble, sanglote, peine à reprendre sa respiration. Ça me fait penser à une attaque de panique. Je suis tellement surpris que je ne sais comment réagir.

— Je… je suis désolé, Phoenix. Je… pensais que ce serait marrant. Je voulais vous faire peur, un peu, oui… vous impressionner, aussi, sans doute. Je ne voulais certainement pas vous mettre dans cet état.

— C'est réussi. Laissez-moi, maintenant. J'ai besoin de me calmer. Je redescendrai quand je serai prête.

— Vous êtes sûre ?

— Laissez-moi, j'ai dit.

Je redescends seul, et ma tête brûle. Je m'arrête à mi-chemin et avale deux cachets de paracétamol avec une gorgée d'eau. C'est beaucoup trop, mais peu importe. Je ne suis plus à ça près.

Ce saut ne m'a servi à rien. Son effet est déjà mort, enterré.

Quel con.

21

PHOENIX

Le lendemain, je suis toujours furax.

Malgré la fatigue, je ne suis rentrée à l'hôtel qu'à deux heures du matin. Autant dire que je ne suis pas bien fraîche.

Au début, je n'ai pas compris pourquoi j'ai eu cette réaction épidermique de suffocation, lorsque Victor a sauté. Évidemment, il y a eu cet instant au cours duquel j'ai cru qu'il allait mourir. Évidemment, j'ai été terrorisée. J'aurais pu en rire, admirer son courage indéniable et sa folie furieuse, tout ce qui d'ordinaire n'est pas pour me déplaire, bien au contraire.

Mais je suis restée paralysée. Incapable de bouger pendant de longues minutes. Ressentant le besoin de me recroqueviller dans un cocon protecteur. Je lui en ai voulu, je l'ai même frappé – tout en le regrettant aussitôt. Il m'a fallu une bonne heure pour remettre mes idées en ordre. Et alors, j'ai compris. Ce que j'ai vu, dans cet homme en train de tomber, ça n'était pas Victor. C'était mon père. J'ai eu l'impression d'assister à son accident. Hier soir, au sommet de ce building, l'image de sa voiture chutant dans le vide est devenue si réelle que j'en ai paniqué. J'ai dû me replier, me protéger de cette violence qui forçait la porte de mon esprit. Redescendre mentalement, avant de pouvoir le faire physiquement.

Victor est parti très tôt ce matin, et je n'ai pas voulu croiser son regard. J'ai fait semblant de dormir tandis qu'il se préparait. Je vais encore devoir poireauter avant de pouvoir lui parler de mon père...

Bref.

Je prends une voix d'outre-tombe et téléphone à Karine. Je sais que pour une seule journée d'absence, elle ne me demandera pas de certificat médical, mais je préfère aborder moi-même le sujet. Karine m'adore, elle est pleine de sollicitude, tant mieux.

— Ne vous inquiétez pas. Reposez-vous, et si lundi ça ne va pas mieux, alors il me faudra un justificatif. Pour aujourd'hui je ferai sans, mais je dois vous compter un jour de carence, désolée.

Je réponds, entre deux quintes de toux simulées :

— Bien sûr, je comprends. Merci Karine, bon courage pour la journée.

Je passe la suite de ce vendredi à errer dans Londres, et en soi, c'est loin d'être désagréable. Je marche toute la journée, de Southwark à Kensington, en passant par les arcades bouillonnantes de Covent Garden, les écrans géants de Piccadilly Circus, l'incontournable

Trafalgar Square, et les décors clinquants de Harrods. Alors que le soleil rougit, je m'assieds dans Hyde Park, ôte mes chaussures et masse mes pieds endoloris. Les nuances automnales se reflétant sur le lac Serpentine m'émerveillent, un écureuil vient grignoter à mes côtés, et je crois bien que c'est la première fois de ma vie que j'en vois un ailleurs que dans un zoo. Je me sens ridicule, mais sa simple présence me met en joie.

Cette journée pourrait être merveilleuse, si je n'avais pas l'impression désagréable de perdre mon temps. Je ne suis pas là pour faire du tourisme, mais pour demander à Victor Enders de m'aider. Il me convoque à Londres, m'oblige à mentir à ma famille en prétextant quelques jours à la campagne chez une copine, à perdre un jour de paie, et il ne m'accorde rien d'autre qu'une soirée traumatisante. Ce Victor est tout de même singulier. Que me cache-t-il encore ? Piano, BASE jump... Vais-je découvrir qu'il est aussi champion de ping-pong, joueur d'ukulélé ou fétichiste du tricot ? Je l'imagine aux *Gais-Lurons*, en train d'expliquer aux amies de ma grand-mère « une maille à l'envers, une maille à l'endroit », et j'avoue que l'image me plaît.

★

Lorsque je rentre à l'hôtel, Victor m'attend dans la chambre, en costume et nœud papillon. Je m'apprêtais à faire mon mea-culpa pour la gifle, mais je suis tellement surprise de le voir ainsi habillé que je reste sans voix. C'est lui qui prend la parole.

— Phoenix, j'ai été idiot, vraiment. Je vous prie de bien vouloir accepter mes excuses.

Prise de court, j'esquisse un léger sourire. Il me tend la main.

Je lui tends la mienne, et je sens qu'il y dépose quelque chose.

— Qu'est-ce que c'est ?

— Pour me faire pardonner. L'emballage est artisanal… mais c'est l'intention qui compte.

Je regarde le minuscule présent, enroulé dans du papier journal.

Je déplie soigneusement l'ensemble. C'est une boucle d'oreille, en forme de colombe.

— Un signe de paix, Phoenix. J'ai trouvé que ça irait très bien sur votre oreille gauche.

Je ne sais pas quoi dire. L'objet est magnifique. J'avance d'un pas, prête à déposer un baiser sur sa joue. Mais je ne veux pas qu'il pense qu'il peut m'acheter, alors je stoppe mon mouvement, baisse les yeux, et murmure un simple :

— Merci. Je suis touchée.

Tout en accrochant l'oiseau, je lance quelques coups d'œil dans sa direction. Il est très beau dans ce smoking, je dois bien le reconnaître.

— Pourquoi cette tenue, Victor ?

— Je sais que nous devons parler, alors autant le faire dans un cadre sympathique. Je vous invite à dîner. Rendez-vous dans le hall d'ici trente minutes.

Il est déjà sorti. Sans me laisser le temps de réagir.

Alléluia ! Enfin l'espace de discussion pour lequel je suis venue. Il a dit « *nous* devons parler », pas « *vous* voulez me parler ». Si j'avais le loisir de me poser, je me mettrais sûrement à élucubrer, analyser cette phrase... Mais voilà, je n'ai pas le temps.

Trente minutes. Je suis toute suante, j'ai les cheveux en vrac, un teint de vampire à la retraite. Et je n'ai rien à me mettre pour le genre de lieu où il m'emmène. À vrai dire, je ne sais pas où nous allons, mais vu sa tenue, j'imagine bien qu'on ne va pas finir dans une rave party underground.

Je file sous la douche et réfléchis. Ma seule option possible, c'est un débardeur blanc avec un tout petit peu de dentelle autour du col, une veste en cuir noir et une minijupe taillée dans le même matériau... et puis mes boots à talons. J'enfile tout ça avec la célérité d'un Arturo Brachetti de bas étage, me parfume abondamment, utilise mon rouge à lèvres pour légèrement rosir mes joues, souligne mon regard d'un trait. J'hésite à enlever quelques piercings, mais je me dis que ce ne serait plus moi, ou que je me sentirais nue, peut-être. Mes cheveux sont encore humides, mais je suis prête.

*

Lorsque le taxi nous dépose, j'ai comme une impression de déjà-vu. Mais je ne connais rien à cette ville, alors je me laisse porter.

Ce n'est que lorsque je lève les yeux que mes neurones se reconnectent. Nous nous trouvons devant cette putain de Baltimore Tower.

Je me tourne vers Victor, et ce que je vois est pour le moins comique. Il se tient debout devant moi, tout sourire, une grande glacière bleue – que ma grand-mère ne renierait pas – au bout du bras.

— C'est quoi encore, ce plan foireux ?

— Je me suis dit qu'hier soir je m'étais comporté comme un… malotru.

Ça n'est pas le mot que j'aurais choisi, mais je me tais.

— Alors j'aimerais que l'on reprenne tout à zéro. Que l'on exorcise ce mauvais départ. Je vous promets que je ne sauterai pas, que je resterai à vos côtés. Et nous nous tiendrons à distance du bord. C'est un endroit exceptionnel. Faites-moi confiance.

Encore ce satané « Faites-moi confiance ». Je repense à mon blocage de la veille, et les sensations reviennent. J'essaie de les chasser, et de gagner un peu de temps.

— Vous êtes complètement timbré… Dites-moi, qu'est-ce qu'il y a dans cette glacière, monsieur le plagiste ?

— Il y a du champagne, deux plaids, et puis quelques spécialités, que les cuisines de l'hôtel ont bien voulu nous préparer : *fish and chips*, *sticky toffee pudding*, et bien sûr l'incontournable *jelly*.

— Donc vous essayez de m'amadouer avec des trucs light…

Lorsqu'il sourit, son visage s'illumine, on ne voit plus que ses yeux clairs, et les petites rides autour. Qui jouent un rôle non négligeable dans ma décision.

— Je veux bien essayer. Mais pas de blague, hein ? Je n'aime pas trop les surprises. Enfin, ça dépend desquelles.

— Pas de blague.

— Levez la main droite et dites : « Je le jure. »

— Je le jure.

— Allons-y, je meurs de faim.

*

Il a raison. Le lieu est incroyable.

Hier, je n'ai rien regardé. Ce soir, je remplis mes yeux, en même temps que mon estomac.

Il fait nuit mais nous y voyons parfaitement, car la lueur de la ville est forte. J'ai finalement accepté que l'on se rapproche du bord, et c'est vertigineux. Vertigineux et grandiose.

Le repas était délicieux. Le moment est doux. Je me sens bien, assise par terre, enroulée dans ce plaid, près de Victor, à contempler Londres.

Le silence s'installe. Il est temps de lui parler.

22

VICTOR

Rien ne se passe jamais comme prévu, avec elle.

Alors que je m'apprête à lui révéler les raisons pour lesquelles j'ai choisi de ne pas la dénoncer, ma maladie et cette prise de conscience qui m'anéantit autant qu'elle me galvanise, c'est elle qui se lance.

— Victor, j'ai... je crois qu'il est temps que je joue cartes sur table avec vous... avec toi.

Elle commence par m'avouer que le second enregistrement de nos conversations n'existe pas, et puis elle se livre, entièrement.

Je l'écoute dérouler sa douloureuse histoire. Je sais d'instinct que tout ce qu'elle dit est vrai. L'émotion affleure dans sa voix, sur son visage. À plusieurs reprises, elle la contrôle. Et je contrôle la mienne. Ce qu'elle me raconte m'émeut profondément. Lorsqu'elle aura terminé, ce sera à mon tour de tout lui révéler. Et ce sera dur. Pour le moment, j'essaie de me concentrer sur elle.

Elle me relate, avec un calme déconcertant, les terribles épreuves qu'elle a traversées.

Cela dure plus d'une heure. Heureusement, en bon « roi du pisse-mémé », comme elle me l'a gentiment fait remarquer de nouveau, j'avais aussi commandé un thermos de thé. Je la ressers, et sa voix s'étire dans la nuit. Jusqu'à s'éteindre.

Nous restons silencieux un long moment, écoutant palpiter les lumières de la ville. J'ai besoin d'intégrer la masse d'informations et de sentiments qu'elle vient de dévoiler. Je lui suis reconnaissant de m'avoir mis dans la confidence. Et je comprends mieux ses décisions, sa détermination. Ses failles, aussi.

Si, comme elle le pense, son père a bien été assassiné, alors cela implique encore d'autres degrés d'actions criminelles liées à Lumière. En plus de la dissimulation, de la subornation de témoins et autres réjouissances lobbyistes, il y aurait donc tout un volet de meurtres directs avec préméditation. Tout cela prend des dimensions tellement énormes…

Je lève les yeux et remarque que Phoenix pleure en silence. Alors je m'approche et l'enveloppe de mes bras, comme on console une enfant. Elle s'y blottit, et nous restons comme cela.

Le monde s'arrête de tourner. Ou plutôt, je comprends à cet instant que le monde peut bien faire ce qu'il veut, je suis à ma place.

Je ferme les yeux, pour graver en moi ce trouble qui pénètre mon âme, et fait renaître des sensations presque oubliées. Je cueille cet instant, je le chéris, mais je ne suis pas dupe. Il a la saveur violente de l'éphémère.

Phoenix relève la tête. Ses yeux brillent d'une lueur nouvelle. Elle veut dire quelque chose, mais je l'en empêche, posant un doigt sur sa bouche.

— S'il te plaît. C'est à moi, maintenant, de me livrer.

Je commence par la remercier de m'avoir empoisonné, sans quoi nos chemins ne se seraient sans doute jamais croisés.

Elle rit. Je fonds.

Je lui explique être désormais convaincu que Lumière sait, que Lumière dissimule, que Lumière tue.

— Si tu savais à quel point j'ai honte d'avoir participé à tout ça. J'ai été manipulé, moi aussi, comme l'ensemble des salariés. Mais je veux que ça s'arrête.

Elle pose sa main sur la mienne. M'encourage à continuer.

— Phoenix, la seule solution, pour que l'édifice s'écroule, ce sont les preuves froides, factuelles. Je connais parfaitement les rouages de l'entreprise, et je suis prêt à briser toutes les clauses de confidentialité auxquelles je suis soumis, à fouiner partout où je pourrai. J'ignore ce que l'on doit chercher exactement, mais je suis sûr que nous trouverons. Et que nous découvrirons ce qui est arrivé à ton père.

Elle est émue, c'est évident.

— Merci, Victor. C'est très courageux. Je ne sais pas si tu es conscient de tous les risques…

— Bien sûr que j'en suis conscient. Mais je n'ai rien à perdre.

Je marque un temps d'arrêt. Une dernière hésitation.

J'ai du mal à respirer. La peine serre ma gorge.

— Je vais mourir, Phoenix.

23

PHOENIX

Je le regarde, incrédule.

Sans rien comprendre aux mots qui viennent d'être prononcés.

— Qu'est-ce que tu dis ?

— Je vais mourir. J'ai un cancer. Un lymphome non hodgkinien, certainement causé par le Clear. C'est pour cela que j'ai fait doser mon sang. Je n'ai jamais été diabétique. Mes chances de survie ne sont… pas bonnes. Je suis désolé, Phoenix.

Il y a quelques instants, nos deux visages étaient distants de quelques centimètres seulement.

Il y a quelques instants, j'ai vu l'émotion dans ses yeux. Il n'est pas possible que je me trompe. Ce que j'ai ressenti, il l'a ressenti aussi, j'en suis certaine. L'empreinte de ses bras, le feu qui cogne au ventre, les pulsations qui ruissellent et crépitent au bout des doigts.

Je serre les poings, les dents. Ma bouche s'assèche, en même temps que mon cœur. Tout nous oppose, et nous ne nous connaissons que depuis quelques jours. Pourtant, il y a entre nous comme une évidence. Des promesses muettes, une convergence de douleurs, une connexion d'espoirs, brutalement interrompues.

À cet instant précis, ce qui m'envahit, c'est un chagrin froid, opaque.

Pour lui, bien sûr. Mais pour moi, aussi.

Alors, je me blottis de nouveau dans la chaleur de ses bras, emplie d'amertume.

Triste de ce qui aurait pu être et ne sera jamais.

*

La nuit qui suit est l'une des plus insolites de toute mon existence.

Je me trouve dans la chambre d'un homme que je désire et dont j'ai senti le désir, et je m'interdis de tenter quoi que ce soit. C'est une grande première. J'écoute Victor respirer, je sais qu'il ne dort pas. Je suis sûre que lui aussi interroge l'obscurité. Mais chacun reste à la lisière, prétend n'en rien percevoir.

*

Nous prenons le petit déjeuner au bar de l'hôtel, et Victor m'explique qu'il sent le cancer évoluer. Les ganglions de son cou ont grossi, il a perdu du poids, en dépit d'une alimentation normale. Et surtout, depuis plusieurs jours, la fièvre ne descend pas sous les trente-huit degrés, malgré le paracétamol.

Je devine l'abattement dans son discours, dans ses yeux, dans son corps. Comme si le fait de m'avoir tout révélé l'avait libéré d'un poids, comme s'il se sentait enfin autorisé à être malade. Lorsque je lui demande quand sont prévus les soins plus lourds, je comprends que rien n'est planifié. Alors j'ai bien envie de le secouer.

— Tu es vivant, Victor. Vivant. Tu vas te battre, tu vas te soigner, tu vas traverser cette épreuve et t'en sortir.

— Je ne suis vivant qu'à 80 % disons, le reste est déjà en train de mourir.

— Mais c'est quoi ce pessimisme de merde ?

Il me regarde telle une extraterrestre. C'était exactement l'effet recherché. Je continue.

— C'est toujours l'histoire du verre à moitié vide ou à moitié plein. Tu peux te dire que tu es mort à 20 %, ou bien que tu es juste vivant. L'un ou l'autre, ça n'est pas du tout la même chose, au final.

Il réfléchit, puis esquisse un sourire. Semi-convaincu.

— OK, chef. Je suis vivant, d'accord.

Il pousse nos tasses, et pose son ordinateur sur la table.

— Qu'est-ce que tu fais ?

— Je suis vivant, et je peux avoir accès à pas mal de dossiers chez Lumière. Je cherche quoi ?

À l'intérieur du PC, Victor a des milliers de documents, datant de ces cinq dernières années.

Je frémis.

Si quelqu'un a essayé d'acheter mon père au sein de Lumière, je me dis qu'il y a forcément une trace de lui quelque part dans les documents de l'entreprise. Un élément permettant de corroborer ses accusations.

— Tu cherches mon père. Charles Lancenay.

Je prononce cette phrase à laquelle je pense depuis des jours, et mon cœur s'emballe.

Je jette un œil autour de nous. À part le maître d'hôtel derrière son bar, nous sommes seuls.

Victor lance une recherche dans l'ensemble de ses documents.

— Il y a un résultat. Dans un fichier Excel, daté de 2012. C'est un listing interne à Lumière qui recense les « Personnes influentes ».

2012. L'année de la mort de mon père.

J'ai l'impression que chacun de mes organes palpite. J'ai du mal à respirer.

Victor double-clique sur le fichier, une fenêtre s'ouvre. Je vois l'écran comme lui bien sûr, mais je suis gagnée par l'émotion et ne parviens pas à me concentrer. Il cherche quelques instants, et puis il porte la main à sa bouche.

— Oh putain…

— Quoi ? Qu'est-ce que tu as trouvé ?

Victor me regarde, l'air apeuré. Il désigne un point précis sur l'écran.

— Charles Lancenay, ici. Dans la catégorie « À surveiller ».

Je m'approche. Mon cœur explose lorsque je lis l'autre nom, accolé à celui de mon père. Juste au-dessus.

Les deux noms sont surlignés en rouge, contrairement à tous les autres. Officiellement, aucun lien n'existe entre eux, César et moi avons cherché partout. Et pourtant, le voilà, le lien. Deux marques couleur de sang, dans un fichier interne à Lumière.

Cette fois-ci, il y a un nom de famille. Je me saisis de l'ordinateur, et tape fiévreusement « Serena Gutierrez » dans le moteur de recherche. En quelques clics, je tombe sur un article d'un journal local colombien.

Ce que je lis me terrasse.

Serena Gutierrez est décédée deux jours avant mon père.

D'un accident de voiture, elle aussi.

Elle était cancérologue, dans un petit hôpital d'une province agricole.

Mon Dieu.

L'article de papa parlait de l'influence du Clear sur le mécanisme de division des cellules humaines. Il avait montré in vitro que des cellules exposées au principe actif du Clear avaient tendance à se multiplier de manière anarchique.

L'article relatait ensuite les observations réalisées sur des patients colombiens, sans toutefois mentionner leur province d'origine, et faisait le lien entre leur exposition au Clear et le développement de différents types de cancer. Les conclusions restaient prudentes : papa écrivait qu'il faudrait creuser cela auprès de différentes populations. Mais il prônait l'application stricte du principe de précaution : suspendre l'utilisation du Clear tant que cet effet cancérogène n'était pas totalement écarté.

Serena, cancérologue colombienne. Charlie, chercheur français en biologie cellulaire. Morts à deux jours d'intervalle, d'un accident similaire – une sortie de route inexpliquée. Surlignés en rouge dans le fichier « À surveiller » de Lumière.

Je reste silencieuse un instant.

Je voudrais parler, mais je n'y parviens pas.

Car ce que nous venons de découvrir valide purement et simplement ce que je redoutais de confirmer.

Il n'y a pas de coïncidence.

Il n'y a que des assassinats.

*

— Phoenix, Serena et ton père étaient des lanceurs d'alerte. Des Snowden, des Assange, des Irène Frachon… Fauchés en plein vol, avant d'avoir pu parler.

Ces noms me sont vaguement familiers, mais je serais bien incapable de les rattacher à un quelconque sujet.

— C'est-à-dire ? Qui sont tous ces gens ?

— Tu ne les connais pas ? Attends, je te montre…

Victor lance une vidéo sur YouTube.

À mesure que le reportage défile, je sens mon corps se tendre, une boule grossir dans mon ventre. Un trouble fait d'ahurissement, de peur et d'admiration entremêlés.

Je découvre, stupéfaite, l'invraisemblable vie d'Edward Snowden, cet informaticien américain tout juste trentenaire, à l'origine de l'un des scandales les plus retentissants de ces dernières années. Il y a deux ans de cela, au cours de l'année 2013, l'ancien agent de la CIA et consultant de la NSA a transmis à des journalistes plus d'un million de documents classés top secret, dévoilant au monde entier la surveillance d'internet et des téléphones portables de citoyens lambda par l'Agence nationale de sécurité américaine. Un espionnage de masse d'une ampleur inimaginable. Ses révélations ont été relayées par d'innombrables médias étrangers, et ont fait l'effet d'une bombe. Elles ont braqué les projecteurs sur des violations de libertés individuelles élémentaires, mais aussi sur des captations massives de communications, des écoutes d'universités, de gouvernements étrangers, et même d'institutions internationales majeures comme le Conseil européen ou le siège des Nations unies.

Edward Snowden a fui son pays, d'abord vers Hong Kong, puis il a obtenu l'asile en Russie. Les États-Unis l'accusant de haute trahison, vol et utilisation illégale de biens gouvernementaux, toute extradition pourrait lui valoir trente années de prison.

Je retiens mon souffle. Pendant quelques minutes, plus rien d'autre n'existe. La dernière séquence arrive. C'est un plan serré sur Snowden lui-même, qui affirme ne rien regretter. Car il refuse de vivre dans un monde sans vie privée, dans un monde où tout ce que chacun dit est enregistré. Plutôt l'exil ou la mort que la privation de ses droits fondamentaux.

Je reste muette de stupeur. Je suis fascinée. Par ce personnage, qu'on croirait tout droit sorti d'un film à suspense hollywoodien, par son parcours incroyable, sa détermination à défendre ses convictions, ce qu'il pense être juste.

Cet homme, si jeune, connaissait les risques. Démesurés. Il savait à qui il s'attaquait, à quoi il s'exposait, en révélant tout cela. Il savait qu'il devrait abandonner ses rêves d'avenir, sa belle maison, son salaire confortable, sa fiancée, sa famille, sa vie. Qu'il s'agissait d'un sacrifice, pour défendre le monde auquel il croit.

Au-delà de la personne de Snowden, ce qui m'interpelle, excite mon imagination, c'est le courage, la grandeur du combat et du destin de cet homme, désormais honni ou célébré par des millions de personnes.

Tout plutôt que l'indifférence, c'est ce que je me suis toujours dit. De ce côté-là, Edward Snowden est servi. Nul ne peut demeurer insensible à ses actions.

Victor reste silencieux, et moi aussi. Je réfléchis un instant à ce que je ressens.

L'histoire de Snowden, c'est l'histoire éternelle du faible contre le tout-puissant, de l'infiniment petit contre l'immensément grand. C'est l'histoire d'un simple lanceur d'alerte qui a su attirer en quelques jours l'attention du monde entier sur un scandale d'une ampleur sans précédent. Le message est fort, universel : au fond, rien n'est impossible. Un seul individu peut parvenir à faire tomber tout un système.

Dans l'Eurostar qui nous ramène à Paris, je pense à mon père.

Je n'arrête pas de penser à lui.

Pour un Snowden, combien de Charlie sacrifiés ?

24

PHOENIX

Nous passons le reste de la journée chez Victor, à discuter de la suite.

À décider, ensemble.

Nous avons parfois l'impression d'être dans une série télé à base d'espions et de complots. Sauf que pour nous, il s'agit de la vraie vie. Et que les risques sont extrêmes, l'exemple de Serena et de mon père est suffisamment limpide.

Nous concevons ce que je nomme, sous le rire nerveux de Victor, « The Fucking Plan ». Un plan qui doit nous permettre de nous servir de la position décisive de Victor pour dénoncer les agissements de Lumière, et prouver la responsabilité de l'entreprise dans la mort de papa.

Il nous faut agir vite. Avant que quiconque ne nous soupçonne – car dès que nous commencerons à fouiner, les risques de nous faire repérer augmenteront drastiquement. Et puis, Victor ne le dit pas, mais je sais ce qu'il pense : d'ici quelque temps, la maladie pourrait l'immobiliser.

Aussi, la mort dans l'âme, nous décidons de nous séparer en deux « équipes ».

La première équipe sera constituée de Victor… et, je l'espère, de mon frère. Victor est scientifique, mais il n'est pas très doué en informatique. Or il est évident qu'il va lui falloir dépasser ses compétences, s'il veut pouvoir franchir certaines limites techniques, et fouiller au-delà de ses propres autorisations d'accès. César est l'homme de la situation. Je sais déjà qu'il acceptera.

La deuxième équipe n'en est pas vraiment une : c'est moi, et moi seule. Je vais partir en Colombie, et enquêter sur les décès de Serena et de mon père. Je dois comprendre ce qui leur est arrivé, et prouver que leurs morts ne sont pas accidentelles.

En parallèle, il nous faut réfléchir aux « caisses de résonance » de ce que nous pourrions être amenés à révéler. Dans le cas de Snowden, ce sont les journaux *The Guardian* et *The Washington Post* qui ont joué ce rôle, révélant au monde entier le contenu de ses découvertes.

★

Il est prévu que je parte le dimanche suivant.

Une semaine, c'est court, pour organiser tous les mensonges, et régler quelques *menus détails*.

D'abord, les mensonges.

Mensonge n° 1 : je parviens à me faire prescrire un arrêt de travail de deux semaines, par la psychiatre que j'avais consultée après la mort de papa. Je lui sors toute ma panoplie d'actrice, désormais éprouvée, et elle juge ma santé mentale *réellement* vacillante, ce coup-ci. Surtout quand j'affirme haut et fort que mon petit frère s'appelle Charlie, et que *je* m'appelle Charlie.

Mensonge n° 2 : je dois faire avaler à ma mère et à ma grand-mère un voyage d'études en Auvergne, dans le cadre de mon cours d'écologie végétale. Échec cuisant, aucune ne me croit. Je suis forcée de changer mon fusil d'épaule. La version « J'ai rencontré un garçon, il est merveilleux, nous partons quelques jours en vacances » les passionne, en revanche. Chacune est très excitée. J'explique ne pas souhaiter que l'autre (mamie ou maman, selon l'interlocutrice) le sache, afin de ne pas avoir à me justifier si la relation tournait mal. Toutes deux promettent la plus grande discrétion, « motus et bouche cousue ».

Ensuite, les *menus détails.*

Détail n° 1 : n'ayant jamais eu besoin de passeport, je n'en possède pas. Victor n'est pas affolé par les délais, il connaît bien la procédure d'urgence pour voyageur d'affaires. Il m'établit une lettre de mission avec signature, tampon et papier à en-tête de Lumière. Le courrier indique qu'en ma qualité de chef de projet

R & D, je dois assister à une réunion aussi imprévue qu'indispensable à Bogotá le lundi suivant. J'obtiens un passeport temporaire en moins de quarante-huit heures.

Détail n° 2 : l'argent. Il m'est impossible de payer un voyage aussi lointain, alors même si je n'aime pas l'idée de lui être financièrement redevable, j'accepte que Victor règle les billets d'avion et l'hôtel. Tout en promettant de le rembourser, plus tard.

Détail n° 3 – qui s'avère être le plus simple : convaincre mon frère. Victor et moi passons trois longues heures à le briefer, par l'intermédiaire d'une sorte de « Slaïpe » sécurisé par César. Nous passons en revue nos découvertes, nos convictions, et le plan d'action. Son engagement est immédiat, et total. Il était déjà littéralement surexcité, mais son plaisir a redoublé lorsque je lui ai appris que l'opération se nommerait « The Fucking Plan »… Oui, mon frère est une merveille, et nous sommes définitivement sur la même longueur d'onde.

*

Du lundi au vendredi, Victor et moi reprenons le chemin de Lumière. Comme si de rien n'était… ou presque.

Victor me cherche sans cesse des yeux, ses visites dans la salle de pause sont plus fréquentes. Aucun d'entre nous ne prend le moindre risque, bien sûr. Même lorsque nous nous retrouvons seuls, il n'y a rien d'autre que des hésitations, des regards en coin. Nous ne nous adressons pas la parole en public, mais il arrive que Victor me frôle, imperceptiblement. Un bras qui passe un peu plus près, un mouvement furtif. Mon épiderme vibre, et le signal électrique se propage jusqu'au creux de mes reins.

*

Le vendredi est mon dernier jour de travail chez Lumière.

L'approche de l'échéance m'angoisse, je dors mal, alors je décide d'arriver en avance, espérant pouvoir partir plus tôt, en contrepartie.

À quelques mètres de la salle de pause, j'entends la porte s'ouvrir lentement.

Je me fige, et la scène à laquelle j'assiste est pour le moins surprenante.

Karine sort sur la pointe des pieds, referme avec discrétion, contrôle ses gestes. Telle une mère de famille voulant éviter de réveiller son enfant.

Ce n'est que lorsqu'elle se retourne qu'elle me voit.

Elle sursaute, étouffe un cri, et porte la main à son cœur.

— Phoenix, vous m'avez fait peur ! Qu'est-ce que vous faites ici ?

Sa voix a tremblé, son souffle est court. Son regard affolé et ses gestes saccadés trahissent une tension que je ne lui ai jamais connue.

— Je suis venue plus tôt, ce matin, j'espère que ça ne vous dérange pas. Et vous, que faites-v…

Je viens de remarquer le sac en toile. Celui que Karine essaie de dissimuler derrière ses jambes. Je comprends immédiatement.

Elle ne se laisse pas démonter, mais son attitude est tout sauf naturelle.

— J'étais en train de faire un peu de rangement.

Elle désigne le sac, et continue :

— J'ai récupéré quelques produits périmés, je vais… aller les jeter.

Ce que je lis dans les yeux de Karine, à cet instant précis, est indicible.

Je vois passer en l'espace de quelques secondes de la terreur, de la honte, une supplication muette, un mensonge à préserver.

— Karine, vous n'avez pas à vous justifier. Je ne suis même pas censée être là.

Je m'avance vers elle. Elle baisse les yeux. Je souris, saisis le sac de provisions et le replace sur son épaule. Il n'y a là-dedans que des yaourts, des fruits, des biscuits secs. J'ai mal pour elle. Je m'en sens si proche.

— J'ai moi aussi une mère. Célibataire, depuis quelques années. Je sais ce que c'est que d'avoir du mal à boucler ses fins de mois.

Elle ne dit rien, mais son regard suffit. Cet instant silencieux entre nous, c'est très fort. Un pacte tacite, un lien invisible qui nous tenait déjà ensemble, sans qu'on le comprenne.

— Merci, Phoenix. Je vous revaudrai ça.

Elle s'apprête à s'éloigner, mais je la retiens.

— Prenez soin de vous, Karine.

Elle sourit. Puis tourne les talons, et s'éloigne au pas de course.

*

J'ai passé chacun des soirs de la semaine chez Victor, et me suis surprise à attendre ces moments avec de plus en plus d'impatience.

La veille de mon départ, je troque mon éternelle tenue noire contre un combo jean slim-chemisier rouge, et je me maquille. Ça n'a l'air de rien, dit comme ça, mais c'est une petite révolution.

Victor remarque tout de suite le changement, mais je ne lui laisse pas le temps de s'épancher. Je tends ma main, et glisse quelque chose dans la sienne.

— Qu'est-ce que c'est ?

— Ouvre, tu verras bien.

Victor déplie le papier de soie qui entoure l'objet, et me fixe avec des yeux ronds.

— C'est un miniventilateur qui se branche sur un port USB… et qui est surtout en forme de parachute, ça ne t'aura pas échappé. Je voulais t'offrir quelque chose pour que tu ne m'oublies pas, et je dois dire que j'ai trouvé ça *vraiment inoubliable.*

Il me regarde en souriant, mais ne dit rien. Je pensais qu'il allait me lancer une plaisanterie – car ce cadeau, c'est une demi-blague, demie parce que je voulais lui en faire un, blague parce que c'est le truc le plus kitsch que j'aie trouvé, ce ventilo merdique. À la place, je le sens ému. Je ne sais pas ce qui se joue dans sa tête, mais j'ai la sensation de recevoir un afflux de gratitude démesuré. Il se contente de me remercier, et me sert un verre.

*

— Phoenix, est-ce que ça te dérange si je mets un peu de musique ?

— Non, au contraire. Ça m'intéresse de savoir ce que tu écoutes.

Victor pianote sur son smartphone, et lorsque la musique démarre, j'ai un instant d'arrêt. D'incompréhension. Est-ce que…

— J'ai fait quelques recherches sur toi, ces derniers jours. Et puis j'ai trouvé ça. Toi derrière un piano. Tu étais bien plus jeune, c'est un concert qui date d'il y a trois ou quatre ans, mais c'est bien toi. J'ai zoomé, scruté tes mains, ton visage habité. Et j'ai compris. Qu'il est impossible de jouer de la sorte sans y avoir consacré son existence entière, sans passion chevillée au corps.

Victor s'interrompt, laisse passer une mesure. Puis il reprend, désignant le piano qui trône dans son séjour.

— Tu sembles ne faire qu'un avec l'instrument. Moi je joue un peu, en dilettante, comme tu l'as compris. Mais toi… tu es une artiste. Tu m'as bouleversé. La musique a ce pouvoir sur moi. Une bulle protectrice. Anesthésiante. Alors chaque soir, lorsque tu pars, je t'écoute. Tu as un talent fou, Phoenix.

Ce qui se passe à ce moment précis dans ma tête est un mélange indescriptible de sons et de trouble. Cela dure quelques secondes, et puis l'image déferle. Son pouvoir de réminiscence est intact. Je vois mon père, paupières closes et sourire aux lèvres, captivé. Emporté par cette sonate qui naît sous mes doigts.

Je me sens nue tout à coup, je ne parviens pas à endiguer la vague qui arrive. Une lame de fond, inattendue. Depuis mon père, c'est la première fois que l'on aime ma musique au point de la savourer, plus tard, seul. Ce que vient de m'avouer Victor me touche infiniment. On appelle cela la corde sensible. La plupart du temps, j'essaie de la tenir à bonne distance, cette corde-là. Ce soir, Victor vient de fendre l'armure, encore une fois. Je voudrais me cacher, mais je reste figée sur place.

Victor s'approche lentement, s'immobilise à un mètre de moi. Il me sourit, délicat, serein. Je l'observe, interdite. Il s'incline, et me tend la main. Une invitation, sous forme de révérence, qui me déstabilise totalement.

— Me ferais-tu l'honneur de m'accorder cette danse ?

La situation est si lunaire que sans même m'en apercevoir, je me retrouve contre lui, à danser une danse qui ne veut rien dire, au son d'un enregistrement de piètre qualité de moi-même au piano.

Cela dure le temps du morceau. Quelques minutes, tout au plus.

D'une intensité folle.

Nous dansons. Avançant nos jambes dans un rythme qui n'est pas celui de la musique, bien plus lent, trop désordonné pour être harmonieux. Mon bras est posé sur son épaule, son bras enserre ma taille. Je l'entends respirer, cale mon souffle sur le sien. Lorsque la musique s'arrête, nos corps ne parviennent pas à s'éloigner.

Victor ne me pose aucune question, ne me demande pas de jouer. Je crois qu'il a compris que si j'en avais ressenti l'envie, je me serais installée devant son Steinway depuis longtemps.

Il a deviné mon choix de silence, le respecte.

Et cela signifie beaucoup.

*

Déjà l'obscurité est là, profonde.

Le vin est délicieux, la peau de Victor est douce.

D'ici quelques heures le jour gagnera. Quelques fragments de nos chuchotements résonneront encore, mais l'instant n'existera plus.

Nous sommes parfaitement conscients des risques que nous nous apprêtons à prendre. Nous savons que cette nuit est peut-être la seule, l'unique. La première et la dernière qu'il nous sera donné de vivre.

Alors lorsque je pose mes lèvres sur celles, brûlantes, de Victor, il les appuie plus fort encore sur les miennes.

IV
HAUTEMENT INFLAMMABLE

25

PHOENIX

Il est vingt et une heures à Paris, l'après-midi commence tout juste en Colombie, et moi je suis dans un état second.

Après des heures à supporter les rires incessants de mon voisin de rangée fan de *Friends*, l'arrivée à Bogotá devrait m'apparaître comme une délivrance, d'autant que le soleil est au rendez-vous. Mais la fatigue accumulée n'arrange pas la dose de stress qui coule dans mes veines. Je redoute ce que je pourrais découvrir sur mon père, bien sûr, mais ce n'est pas tout. Bogotá m'effraie. Victor connaît bien la ville, il m'a assuré que la capitale colombienne s'était métamorphosée ces quinze dernières années, passant du coupe-gorge dont les médias exagéraient la dangerosité à une agglomération certes bouillonnante, mais aussi sûre que la plupart des grandes villes du monde. Je le crois, mais j'ai besoin de me faire ma propre opinion.

Ce qui me frappe tout de suite, c'est le contraste entre la densité urbaine et les hautes montagnes luxuriantes qui encadrent la cité. Bogotá, pourtant perchée à deux mille six cents mètres d'altitude sur un haut plateau de la Cordillère orientale, est entourée d'autres montagnes, dont le cerro de Monserrate, relié au centre-ville par un impressionnant téléphérique orange.

J'arrive dans le quartier de La Candelaria, en plein cœur du centre historique, et le dépaysement est total. La délicatesse de la rue en pente dans laquelle me dépose le taxi me rassure : j'ai, enracinée en moi, la croyance absurde que la beauté a le pouvoir de protéger celui qui sait la reconnaître. Vert d'eau, rose poudré, ivoire, ciel : le pastel des maisons basses agit sur moi comme un baume. Je me sens déjà mieux. J'admire un instant les ferronneries blanches encadrant les fenêtres de l'hôtel, puis je longe sa façade ocre et pénètre dans la semi-pénombre du hall. Mes yeux s'habituent vite, et je découvre de larges fresques aux couleurs vives, semblables aux ornements de nombreux murs de la ville. Victor m'a assuré que le lieu m'envoûterait. Il avait raison.

Je ne cesse de penser à lui, à la nuit que nous avons passée, à sa maladie, à l'étrangeté de cet homme pétri de contradictions, de questionnements, de regrets. Je suis persuadée que dans la vie, il est toujours temps de faire les bons choix. Je me dis que j'en ai fait beaucoup de mauvais, ces derniers temps… et puis non, il n'y a pas de mauvais choix, dès lors qu'il y en a un. Papa me disait toujours : « Si c'est ta décision, alors c'est la bonne décision. N'en doute jamais. »

Mon père me manque tellement. Je brûle de partir sur ses traces, dans ce pays que je découvre bien moins hostile que je ne le craignais.

Dans ma chambre, le lit en fer forgé et les murs enduits à la chaux me rappellent les bâtisses provençales traditionnelles. Je voudrais m'allonger un instant, mais je ne dois pas m'endormir. Il me faut tenir quelques heures encore, sinon le jet-lag gâchera ma journée de demain.

Alors que je m'apprête à sortir, je ressens le besoin d'appeler ma mère, comme ça, sans raison. Enfin, si. J'ai envie de lui dire que je l'aime. Je ne voulais pas en faire des caisses en lui disant au revoir hier, alors je ne l'ai pas serrée aussi fort que je l'aurais voulu. Est-ce que les mots peuvent se substituer aux gestes ? Ça vaut le coup de tenter, en tout cas.

Je l'appelle en visio via WhatsApp – afin qu'elle ne se doute pas que l'appel vient de l'étranger.

Elle est avec ma grand-mère.

— Coucou ma chérie ! Alors, comment se passe ton… voyage d'études ?

Ma mère me fait un grand sourire extrêmement discret, ma grand-mère ne le loupe pas, et comprend instantanément qu'elles ont toutes les deux la même information. Mamie se tourne vers maman.

— Marianne, je sais que tu sais, alors allons droit au but. Vous avez couché ou pas encore ?

— Dites donc, Sandra, qu'est-ce que vous racontez ?

Maman est choquée, et moi j'éclate de rire.

— Je ne peux décemment pas répondre à cette question émanant de ma propre grand-mère… enfin, pas en présence de maman. Je te raconterai, mamie, t'inquiète.

— Phoenix, tu exagères… Comment vas-tu ma chérie ?

— Je vais très bien, maman. J'appelle en coup de vent, je n'ai que quelques minutes, et puis je n'ai pas eu le temps de déjeuner.

— À vingt-et-une heures trente ? Il serait temps !

Putain de décalage horaire.

— Pardon, dîné…

— Tu vois, elle fait des folies de son corps et elle est toute déphasée, lance ma grand-mère en riant. Comment s'appelle ton amoureux, déjà ?

— Il s'appelle Victor.

Mais qu'est-ce que je raconte, moi ? Je lève les yeux au ciel, même si ça n'a pas beaucoup d'importance. Mamie est aux anges.

— C'est très chouette, Victor, ça me plaît, je valide.

En fait, je n'ai pas l'habitude de dire à ma mère que je l'aime. Cet appel est totalement inapproprié, je ne sais même pas comment dire ça, alors je décide de laisser tomber. Mais c'est elle qui me devance.

— Tu me manques déjà, Phoenix. Je t'aime, ma chouchoute en sucre.

Cette simple parole m'émeut, et je comprends soudain la mièvrerie de César, quand il est parti à Amsterdam.

— Je t'aime aussi, maman. Et toi aussi, mamie. Mais je reviens vite, ne vous en faites pas.

Comme toujours, ma grand-mère a le don du dernier bon mot.

— Bon, allez Marianne, il faut la laisser maintenant, elle doit aller consommer son Victor, en plus de son dîner-déjeuner…

— Rhooo, Sandra, ça suffit avec ça ! On t'embrasse fort, ma chérie.

*

Je passe ensuite quelques heures à découvrir les joyaux colombiens que sont la plaza de Bolívar et le Capitole, le Colegio Mayor de San Bartolome, la Casa de Nariño, le Teatro Colón. Et je me couche à vingt heures, heure locale – trois heures du matin, heure française, tout de même. Épuisée.

*

Le lendemain, l'ambiance est très différente. Le ciel est menaçant, et je ne peux m'empêcher d'y voir un mauvais présage.

Je récupère ma voiture de location – une Renault Clio de fabrication argentine –, et me dirige vers la ville de Hieras, située à deux heures de la capitale.

C'est là que vivait Serena Gutierrez.

J'aurais préféré me rendre dès le premier jour sur le lieu du décès de mon père, mais je n'ai réussi à obtenir un rendez-vous avec le commissaire de police local que pour le jour suivant.

Entre Bogotá et Hieras, il n'y a que des champs. À perte de vue. Je suis nulle en plantes et autres machins verts, et le paysage change à mesure que l'altitude baisse, alors je ne sais pas ce dont il s'agit, mais Victor m'a beaucoup parlé de soja.

Il y a de nombreux Gutierrez à Hieras, et les pages blanches locales ne m'ont pas aidée, il me faudrait des heures pour appeler chaque personne individuellement. Et puis je ne sais pas si tous les numéros sont répertoriés. Alors je décide de me rendre d'abord à l'hôpital dans lequel exerçait Serena.

Le bâtiment ressemble plus à un gros dispensaire qu'à un CHU, mais il semble disposer de tout l'équipement médical moderne. Vu le nombre de patients dans la salle d'attente, c'est sûrement le seul hôpital à des kilomètres à la ronde. Je frissonne, en imaginant que mon père a sans doute mis les pieds ici, il y a quelques années. Et que certains, au sein du personnel soignant, le connaissent peut-être. Je refrène mon envie de brandir une photo de lui, car je n'apprendrais sûrement pas grand-chose, et je me mettrais en danger : si Serena a été assassinée dans cette ville, c'est qu'à un moment ou à un autre, quelqu'un l'a trahie. Je me dirige vers l'accueil.

— Bonjour, j'ai été soignée il y a cinq ans par le docteur Serena Gutierrez, une oncologue. Elle m'a guérie, et j'aimerais la remercier. Je voudrais lui offrir un petit cadeau. Serait-il possible de la voir ?

La femme devant moi, la cinquantaine, des sourcils très fournis à la Frida Kahlo – la classe naturelle en moins et vingt kilos en plus –, m'observe un instant.

— Le docteur Gutierrez ne travaille plus ici.

— Ah… Et pourriez-vous m'indiquer où je pourrais la rencontrer ?

— Le docteur Gutierrez est décédé.

Je feins la surprise. La douleur.

— Je suis tellement désolée pour elle… C'était une femme si gentille, si compétente.

Je fais mine de réfléchir, puis je reprends :

— J'aimerais, si cela est possible, offrir mon modeste présent à sa famille. À ses enfants.

J'y vais carrément au culot, je n'ai aucune idée de la vie privée de cette Serena. La personne en face de moi réfléchit, elle aussi.

— Patientez un instant, s'il vous plaît.

Elle disparaît de mon champ de vision. Et met des plombes à revenir.

Putain, qu'est-ce que tu fabriques, Frida ?

Elle revient, accompagnée d'un homme en blouse blanche. Assez chic, le regard pétillant, la quarantaine, aucun cheveu gris – je me demande s'il se teint, mais m'en veux tout de suite de penser à des choses aussi futiles alors que je suis censée rester concentrée. Il me tend la main et me sourit. Je lis ce qui est écrit sur sa blouse, et je tressaille : *F. Gutierrez*.

— Bonjour, mademoiselle. Je suis Fernando Gutierrez. Le mari de Serena. Que puis-je faire pour vous ?

— Je... Bonjour. Je suis... une patiente de votre femme.

Je lui sers le même discours qu'à Frida, mais j'ai besoin de lui parler sans témoin. Je plante mon regard dans le sien, et lui fais signe de jeter un œil à mon écran de téléphone. Une photo de mon père s'affiche. Il relève la tête, et ce que je lis dans son regard, je crois bien que c'est de la terreur.

— Qui êtes-vous ?

— Je suis la fille de cet homme. Il est mort quelques jours après Serena. J'ai besoin de vous parler.

— Donnez-moi cinq minutes, je vous retrouve à la cafétéria.

Je mets beaucoup d'espoir dans cette conversation. J'espère comprendre les liens entre Serena et mon père.

Fernando me rejoint. Il a ôté sa blouse. J'essaie de briser la glace, en posant tout d'abord une question anodine.

— Vous êtes médecin aussi ?

— Oui, je suis cardiologue. Mais je n'ai rien à vous dire, mademoiselle. Vous n'avez rien à faire ici.

Son visage s'est fermé. Il est bien plus dur, rien à voir avec son expression avenante lorsqu'il pensait que j'étais une simple patiente.

Il se penche vers moi, baisse la voix :

— Vous prenez des risques, en venant ici. Trop de risques. Vous ne savez pas à qui vous vous attaquez. J'avais mis en garde Serena...

Son regard se trouble. Mais cela ne dure pas. Il se ressaisit immédiatement.

— Ma priorité, c'est de protéger mes enfants. J'ai déjà bien assez perdu. Je ne bougerai pas d'un millimètre.

Il est on ne peut plus sérieux. Son regard m'indique que je n'en tirerai rien, en ce qui concerne Lumière en tout cas. J'ai tout de même envie de tenter quelque chose.

— Je comprends, et je ne vous poserai qu'une seule question.

— Je ne répondrai pas.

— Votre femme et mon père avaient-ils une liaison ?

Il me regarde, incrédule.

— Grands dieux, non ! Serena avait beaucoup de défauts, parmi lesquels un entêtement absolu... C'était une femme de convictions, vous savez... Une femme formidable. Elle avait des zones d'ombre aussi, mais je pourrais jurer sur la vie de mes propres enfants qu'elle ne m'a jamais trompé avec quiconque.

Il marque un temps, puis continue :

— J'ai connu votre père, mademoiselle. Il était venu travailler quelques jours à la maison, et ici, dans cet hôpital. C'était un homme intègre et passionné. Du même acabit que ma Serena.

Son regard se perd dans le vague. Je me dis que j'ai peut-être une brèche.

— Pouvez-vous me dire sur quoi ils travaillaient, ensemble ? J'ai en ma possession une étu...

— Stop. Je vous demande de partir, maintenant.

Il me désigne la sortie, et tourne les talons.

C'est foutu.

Alors que je m'apprête à passer les portes battantes, Fernando me retient par le bras. Il jette un regard alentour, puis me dit tout bas :

— Si vous voulez comprendre sur quels cas travaillait votre père, allez voir Alicia Perez, calle del Embudo, à Maravilla. Ne mentionnez ni son nom, ni celui de Serena, ni le mien. Alicia vous parlera,

Alicia parle à tout le monde, même si personne ne l'écoute plus depuis longtemps.

Il marque une pause, puis me regarde avec une intensité nouvelle.

— Mademoiselle, faites très attention à vous.

Je suis incapable d'identifier si cette dernière phrase est un conseil, ou bien un avertissement.

Je tremble légèrement, en sortant de l'hôpital.

*

À Maravilla, petit village proche de Hieras, je repère très vite les pancartes hostiles à Lumière, pendues sur les seuils de certaines maisons. Je sonne à l'une d'elles, me présentant comme une militante écologiste, et l'on m'indique la demeure d'Alicia Perez.

Alicia m'accueille, tout sourire, sur le perron de sa petite maison. Elle me serre la main, tout en me remerciant chaleureusement.

— Je suis si heureuse qu'une association en Europe s'intéresse à nous… Merci, du fond du cœur. Asseyez-vous, je vous en prie.

Alicia désigne l'une des chaises en plastique rouge autour de la table en bois brut de la terrasse, puis me sert un verre de jus de guanabana. Je ne connais pas ce fruit, mais c'est de toute façon bien mieux que l'eau du robinet, dans cette région. J'observe cette femme modeste, sa chevelure décolorée il y a déjà quelques semaines – à en juger par la repousse des racines –, ses petites lunettes cerclées de bleu, ses vêtements amples qui cachent ses formes tout en conservant une certaine féminité, ses gestes sûrs et doux à la fois, son visage éclairé par une joie sincère. Et une forme de fierté, une tête haute, droite.

Cette femme est une combattante. Cela crève les yeux.

Sans que j'aie à poser une quelconque question, Alicia se lance dans son récit. Sûrement répété des dizaines de fois, depuis plusieurs années. Tellement rodé qu'il expose les faits, en occultant presque le terrible sujet dont il est question.

— Mon fils allait jouer tous les jours dans les champs. Il n'y a que ça, ici, alors soit on reste à la maison, soit on s'amuse dans les plantations. C'est la même chose pour tous les enfants, de tous les villages de la région. Après chaque épandage, quand il revenait, il pouvait à peine marcher. Il était couvert de plaques rouges. Les yeux révulsés, parfois. Il est mort d'un cancer, il y a quatre ans. Il avait onze ans.

Elle marque une pause. Détourne le regard. Son émotion affleure. Je ne peux m'empêcher d'approcher ma main. De la poser sur la sienne. Alicia me sourit. La vague de tristesse s'éloigne. Elle continue.

— J'ai eu une petite fille, aussi. Il y a six ans. Elle est née avec une très importante malformation rénale. Elle est morte, elle aussi. Rien que dans ma rue, nous sommes cinq mamans à avoir perdu un ou plusieurs enfants. On nous a dit que c'était la faute à pas de chance. Que toutes ces morts avaient des causes naturelles. Explicables. C'était devenu presque normal qu'on nous rende nos enfants dans de petits cercueils blancs. Mais c'était tellement dur, d'affronter ça. La mort d'un enfant, je ne sais pas s'il existe quelque chose de plus monstrueux. Je ne le souhaite pas même à mon pire ennemi. Tout ce qu'on pouvait faire, c'était les garder encore quelques heures, puis les enterrer.

La voix d'Alicia se brise. Elle me demande de bien vouloir l'excuser et se retire à l'intérieur de la maison.

J'aimerais lui dire que tout ira bien désormais, mais la vérité c'est que je n'en sais rien. Je suis bouleversée.

Après quelques minutes, Alicia revient. Elle semble de nouveau sur pied. Prête à en découdre. Elle étale sur la table du jardin une immense carte, dessinée à la main et recouverte de gommettes de formes et de couleurs différentes. Elle se penche au-dessus du plan, et me fait signe d'approcher.

— Ici, voyez, c'est le village. Là et là, ce sont les deux villages voisins. En tout, il y a sept mille habitants dans ce périmètre. Et tout ce qui est hachuré en vert, ce sont des champs, traités au Clear. À votre avis, il y a combien de gommettes collées sur la carte ?

— Je ne sais pas... Je dirais environ deux cents.

— Il y en a trois cent douze. Chaque point sur la carte, c'est une personne touchée par une maladie suspectée d'être liée au Clear. C'est nous, les mamans, qui avons fait le travail de recensement, sans quoi personne ne nous écouterait. Lorsque nous avons montré cette carte aux médecins de l'hôpital de Hieras, certains nous ont ri au nez. D'autres nous ont écoutées. Et nous ont affirmé qu'une telle fréquence de pathologies identiques dans un périmètre si restreint n'avait rien de normal.

Elle marque une pause. Étudie la carte en silence. Je n'ose pas l'interrompre dans ses pensées, mais j'ai bien noté la mention des « médecins de l'hôpital de Hieras ».

— Les ronds noirs, ce sont les plus nombreux, ce sont les personnes mortes d'un cancer. Les triangles bleus, ce sont les enfants nés avec une malformation congénitale, encore vivants. Ceux qui en sont morts sont représentés par un triangle noir.

— Et… les étoiles brillantes, que représentent-elles ?

— Les étoiles, ce sont les petits anges : ceux qui sont nés trop tôt. Et les petites lunes, ce sont ceux que l'on a perdus sans même les connaître. Les fausses couches, et les accouchements… d'enfants mort-nés, ajoute-t-elle en effectuant un signe de croix. Ici, le taux d'accouchements prématurés et de fausses couches est trois fois supérieur à la moyenne nationale. Il y a eu des médecins, des scientifiques, à nos côtés, il y a quelques années. Ils nous ont posé tout un tas de questions, ont fait des analyses, et nous ont expliqué que certaines molécules présentes dans le Clear agissent sur les cellules du corps humain, les font muter, les modifient génétiquement. C'est pour ça qu'il y a beaucoup de cancers : les cellules se transforment, et puis elles prolifèrent, et nous tuent. Et lorsque ce sont les spermatozoïdes ou les ovules qui sont touchés, eh bien ça fait des enfants qui meurent avant la naissance ou qui naissent dans des conditions dramatiques.

Des médecins. Des scientifiques. Mon cœur s'accélère.

— Ces médecins dont vous parlez, qui sont-ils, et où sont-ils aujourd'hui ?

— Il y avait une femme, une Colombienne, le docteur Gutierrez. Elle était très gentille, très compétente. Elle est morte dans un accident de la route. Paix à son âme.

Alicia se signe de nouveau, puis reprend.

— Il y avait aussi un médecin – français je crois, comme vous. Je ne me souviens plus de son nom, parce que notre interlocutrice à nous, c'était le docteur Gutierrez. Je ne sais pas ce qu'il est devenu, mais il paraît qu'il serait mort, une sortie de route, lui aussi.

Elle marque une pause, puis se penche vers moi, et me lance sur le ton de la confidence :

— Moi, je ne crois pas qu'ils aient eu des accidents. Je crois que ce qu'ils faisaient dérangeait beaucoup de monde, si vous voyez ce que je veux dire… Après la mort du docteur Gutierrez, on n'a jamais rien vu de ses travaux, on ne sait pas ce que sont devenues les analyses qu'elle avait menées.

— Et personne n'a pris le relais ?

— Non, tout le monde a trop peur, maintenant.

— Et vous, vous n'avez pas peur ?

— Oh, moi, je n'impressionne pas grand monde, c'est bien le problème. Mais ça n'est pas une raison pour ne pas continuer. Aujourd'hui, nous, les mamans, nous sommes bien décidées à faire entendre nos voix, par tous les moyens. On essaie d'alerter comme on peut. Vous savez comment certains osent nous appeler ?

— Non…

— Des écoterroristes. Vous vous rendez compte ? Tout ça parce qu'on essaie de protéger nos enfants en occupant les champs, quand les exploitations mitoyennes de l'école épandent avec leurs avions. Les policiers nous délogent par la force, nous traitent comme des criminelles. Nous passons la soirée au poste, puis ils nous relâchent. Et rien ne bouge. Mais moi, je n'abandonnerai jamais. Pour mes enfants. Je leur dois bien ça. Je me battrai jusqu'à mon dernier souffle.

Je me lève, et me dirige vers Alicia. Je ne peux m'empêcher de la prendre dans mes bras. Elle est surprise, mais elle se laisse faire. Cela dure quelques instants. J'aimerais qu'elle me transmette un peu de sa force, et lui offrir un peu de la mienne.

— Vous avez raison de vous battre. Ce que vous faites est admirable.

Alicia me regarde, une flamme nouvelle dans ses yeux sombres.

— Le pire, dans cette histoire, c'est que le groupe Lumière possède des parts conséquentes dans plusieurs grands groupes pharmaceutiques. Autrement dit, ils vendent à la fois le poison et le médicament. Et tout ça va dans la même poche, au final. Ça me donne envie de vomir.

*

Je prends congé de mon hôtesse, en me disant que cette sensation, cette envie permanente de vomir, je la connais désormais.

Et elle ne me quittera probablement plus.

Cette rencontre a été éprouvante.

Assise au volant de ma voiture de location, je mets le contact, démarre.

Alors que l'horizon monotone défile et que la lueur du jour décline, je sens monter en moi un enchevêtrement disparate de sentiments.

Bien sûr, je suis triste. Bien sûr, je suis en colère.

Mais ce qui domine, c'est une fierté incommensurable. Plus je découvre cette part inconnue de la vie de mon père, plus je suis fière de lui. J'aimerais tellement pouvoir le lui dire. Même si je ne suis pas croyante, je ne peux m'empêcher d'espérer qu'il m'observe, de là où il est. Et que lui aussi soit fier de moi.

Papa, je vais finir ce que tu as commencé.

Quoi qu'il puisse m'en coûter.

26
VICTOR

Je reste seul à Paris, plein d'appréhension, et aussi plein de résolutions nouvelles. J'ai décidé d'aller consulter dans la semaine, afin de refaire un bilan complet. Et éventuellement, de commencer des traitements lourds. Je ne préfère pas prononcer le mot « chimiothérapie », même mentalement, mais il plane en permanence, quelque part dans mon subconscient.

Chez Lumière, je donne le change, mais mon esprit est ailleurs. Je réponds à tous les mails, à toutes les sollicitations, mais je n'initie rien de neuf, ce qui tranche fortement avec ma boulimie de travail habituelle. Mon objectif majeur, c'est de récupérer les dossiers de recherche de la partie que je ne gère pas directement, c'est-à-dire toutes les études concernant les liens entre exposition au Clear et santé.

Étant donné ma position, je suis, en théorie, censé pouvoir accéder à l'ensemble du corpus interne à Lumière. Il me faut pour cela me connecter à l'unique ordinateur suffisamment puissant et sécurisé de l'entreprise, situé en plein cœur de l'open space du service Recherche et Développement. Au vu et au su de tous, donc, et nécessairement en journée, car pour protéger au mieux ces données stratégiques, leur accès est verrouillé avant huit heures et après dix-huit heures trente.

Notre étage ressemble à une arène. Les salariés sont disposés en cercles concentriques, autour de ce PC monstrueux que l'on surnomme La Bête. Les seuls espaces de travail fermés – mais entièrement vitrés – sont les bureaux des directeurs : ils encadrent, tant symboliquement que physiquement, tous les autres. C'est étrange mais finalement très astucieux, cette géographie circulaire ouverte. Une idée d'Herbert : « La transparence de nos activités, jusqu'au bout » était son slogan, lorsque les cloisons des années 2000 ont été abattues. Désormais, je remplacerais bien le mot « transparence » par celui, plus approprié, de « surveillance » : chaque supérieur hiérarchique observe à loisir les membres de son équipe, et tout le monde aperçoit tout le monde, sans même le vouloir.

Plusieurs personnes se connectent à La Bête chaque jour, et je suis un directeur, il n'y a aucune question à me poser, je n'ai aucune justification à apporter. Malgré tout, mes mains tremblent lorsque je m'installe devant l'écran. Je n'ai jamais eu aucune raison de m'intéresser aux études ne me concernant pas directement, c'est la première fois que je vais sur le serveur « Santé ». Je constate qu'il contient des dizaines de milliers de documents. Je tente d'en ouvrir quelques-uns au hasard. Certains sont accessibles, d'autres protégés par un mot de passe. Eh merde.

Le soir même, je demande à César s'il a une idée pour les déverrouiller, il me répond : « Aspire et je gérerai, après. C'est pas un vieux mot de passe sur Excel ou Word qui va nous arrêter, t'inquiète. » Il m'envoie par un lien sécurisé un « petit programme bidouillé », que je dois mettre sur une clé USB, et qui me permettra d'envoyer à très grande vitesse ces milliers de documents sur un *cloud* externe. Je ne suis pas certain d'avoir tout compris, mais César semble savoir ce qu'il fait, et Phoenix lui fait une totale confiance, alors moi aussi. D'après lui, la manœuvre devrait me prendre une dizaine de minutes.

— Dix minutes ? Mais c'est énorme ! Tu n'as pas plus rapide ?

— Ce sera peut-être moins, ça dépend du nombre exact de documents. S'il y en a entre cinquante et cent mille comme tu le penses, ça peut prendre entre cinq et vingt minutes, en fonction de leur taille. *Good luck my friend !*

★

Le lendemain matin, huit heures cinq.

L'open space est désert, les cadres les plus matinaux arrivant autour de huit heures trente.

Mon cœur bat à une vitesse inouïe, mais tout est calme.

Allons-y.

Je commence *l'aspiration* en espérant qu'il n'y ait pas un système d'alerte qui empêche le « petit programme bidouillé » de fonctionner. Il n'y en a pas, ou bien l'objet le contourne. Je respire.

Les dix premières minutes s'écoulent sans encombre. Je ne cesse de jeter des coups d'œil autour de moi, de prier pour que personne ne débarque.

Mes prières ne sont pas entendues.

Mon chef en personne, Herbert Jameson, apparaît. Avec trente minutes d'avance sur son horaire habituel. Remarquant ma présence, il me sourit et fait un détour pour venir me saluer.

La terreur me paralyse.

Il me serre la main, puis se poste devant moi, et commence à me parler.

Je suis incapable de me concentrer sur ce qu'il dit. Je vois ses lèvres bouger, mais je ne perçois rien d'autre que la pression du sang dans mes carotides. Ma température, déjà élevée, monte en flèche, je le sens au niveau de mes joues. Il suffirait à Herbert de faire un seul pas dans ma direction pour avoir une vue plongeante sur l'écran. J'imagine que j'ai l'air embarrassé, que la sueur sur mon front ne va pas tarder à devenir visible. J'essaie de me raisonner. De me focaliser sur ce qu'il raconte, afin de pouvoir lui répondre. Je parviens à réguler ma respiration, et à saisir enfin la teneur de son monologue.

— … voilà pourquoi il faut présenter ces résultats à la réunion des actionnaires. Il ne reste plus que deux semaines, quand pensez-vous pouvoir me fournir votre synthèse ?

— D'ici trois ou quatre jours, Herbert. Si cela vous convient, bien sûr.

— Oui, oui, ça ira. Angélique voudra tout relire ensuite, alors il faut prévoir un peu de marge.

Je jette un œil à l'écran et constate qu'il reste encore deux minutes de téléchargement. Je souris à Herbert, mais mon cerveau s'agite. Dois-je débrancher la clé USB ? Si je le fais, je devrai tout recommencer. Or je ne me connecte pratiquement jamais à cet ordinateur, j'ai peu de raisons d'effectuer moi-même des recherches sur ce poste de travail, puisque je manage une équipe d'une centaine de personnes, dont cinq ont l'autorisation d'y accéder. Trois connexions en trois jours, c'est beaucoup trop. Quelqu'un le remarquerait. Je dois aller au bout.

Une minute, vingt secondes.

Je tressaille. Herbert vient de poser sa main sur l'écran du PC, tout en continuant de me parler.

— Tout va bien, Victor ? Vous avez l'air tout pâle.

— Je vais très bien, merci Herbert. Il fait juste un peu chaud ici, non ?

— Non, je ne trouve pas.

Une minute.

— Ah, et puisque vous êtes là, vous pouvez me lancer une impression du protocole de la nouvelle étude de l'équipe santé, au Vietnam ? Ça m'évitera de demander à Adam.

Adam Kepler. Le directeur du pôle « Recherche et Développement Santé ». Considéré par tous en interne comme le véritable numéro trois de l'entreprise, juste après Angélique et Herbert. Je me suis longtemps demandé pour quelle raison. Maintenant que j'ai un regard neuf, je comprends qu'Adam est probablement le bras armé d'Herbert Jameson et d'Angélique Sartre, dans toutes les exactions de Lumière.

Je fais semblant de bouger la souris pour accéder à la demande d'Herbert, mais je ne sais pas où trouver cette étude.

— Oui, bien sûr, je vous donne ça tout de suite.

Trente secondes.

Herbert se décale sur ma droite.

— Attendez Victor, je vais vous montrer le chemin d'accès.

Vingt secondes.

Je crois que mon cœur va s'arrêter.

Je dois l'empêcher d'avancer. Je fais un mouvement brusque et renverse le fond de mon café sur le sol, éclaboussant son bas de pantalon.

— Merde Victor, faites attention !

Herbert se baisse afin de constater les dégâts, je saisis un mouchoir sur le bureau, et me jette au sol en me confondant en excuses.

— Je suis vraiment désolé Herbert, je suis extrêmement maladroit, je vais vous aider à nettoyer...

— C'est bon, il n'y a que quelques gouttes, donnez-moi ça, je vais me débrouiller.

Tandis qu'il s'essuie, je regarde mon écran, la fenêtre a disparu.

Je tends le bras, récupère la clé, la fourre dans ma poche.

— Bon, vous me l'imprimez cette étude ? Je vous montre.

Il se penche à son tour. Il n'y a plus qu'un fond d'écran verdâtre, au centre duquel trône le logo de Lumière.

— Bien sûr. Pardonnez-moi encore.

Je reste en apnée quelques minutes.

Lorsque Herbert s'en va enfin, je suis au bord de la suffocation.

J'ai besoin de sortir, tout de suite.

Je me dirige vers l'ascenseur, indiquant à Annie, mon assistante, que je n'ai pas eu le temps de petit-déjeuner.

— Vous voulez que je vous commande quelque chose ?

— Non, merci Annie, c'est gentil, j'ai envie de prendre l'air. Il fait chaud ici, non ?

— Non, je ne crois pas. Mais ça fait du bien de respirer autre chose que cet oxygène tournant en boucle dans les circuits de ventilation du bâtiment… Bon appétit, Victor.

27

PHOENIX

Le lendemain, je prends la voiture à l'aube, et suis à Vallado vers neuf heures trente.

Le soleil est encore bas, pourtant il fait bon ici, même en plein mois d'octobre.

Le village de Vallado est minuscule. Je trouve facilement le cimetière.

C'est donc là que tu es, papa, depuis trois ans.

Devant cette enceinte délabrée, je ne peux m'empêcher de songer que mon père aurait mérité mieux que ça. Je me gare, et reste silencieuse quelques instants dans la voiture. Les yeux fermés.

Soudain, un bruit sourd sur mon côté gauche. Je sursaute, et me retourne.

Un homme se tient devant ma portière. Il sourit, mais il lui manque deux dents, et cette mâchoire à trous associée à son abord pour le moins intrusif me donne la chair de poule. J'abaisse le loquet de ma portière, et recule vers l'intérieur de l'habitacle.

L'homme me fait signe de baisser la vitre. Je le regarde mieux. Il porte un uniforme grisâtre taché de terre, et tient dans la main un balai grattoir, le genre de truc qu'on utilise pour ramasser des feuilles. Pas de tronçonneuse, pas de couteau, je me détends légèrement et entrouvre la fenêtre.

— Bonjour, mademoiselle. Vous ne pouvez pas rester garée là, il va y avoir un enterrement dans une demi-heure. Il faut déplacer votre voiture là-bas.

Il me désigne un espace un peu plus loin, à gauche de l'entrée du cimetière.

— Et vous êtes ?

— Le gardien du cimetière de Vallado.

Je me raisonne, me disant que je n'ai pas à avoir peur. C'est un lieu public, et cet homme a l'air tout à fait sympathique. Ça, c'est la version dont j'essaie de me convaincre. L'autre, c'est qu'il n'y a personne d'autre que des morts, et que ce mec ressemble quand même un peu à Hannibal Lecter…

Je ne suis pas très rassurée, mais je n'ai pas fait tout ce chemin depuis la France pour craquer à deux cents mètres de la tombe de mon père. Je me gare à l'emplacement conseillé, et me dirige vers l'entrée. L'homme me suit du regard. Puis me suit tout court.

— Je peux vous aider, mademoiselle ?

— Non, merci. Je viens… visiter.

— Vous avez un accent… D'où venez-vous ?

— Je viens de… du Canada… francophone. De Montréal.

J'ai failli dire la vérité, mais me suis ravisée.

Je pénètre dans l'enceinte à reculons. Moi, les cimetières, ça me fout le cafard, avec ces rangées rectilignes de caveaux, la froideur du marbre, les épitaphes larmoyantes, les chrysanthèmes fanés, les photos noir et blanc craquelées, tout ça est d'un lugubre…

Mais ici, tout est différent. Ce que je découvre n'a rien à voir avec l'image que je m'en faisais de l'extérieur. Je suis saisie par la beauté du lieu. Comme quoi… Ne jamais se fier aux apparences. Je me détends, imaginant que le gardien, sous son allure de tueur en série, est probablement aussi doux que son cimetière est bien entretenu.

Devant moi s'étalent d'invraisemblables allées verdoyantes. C'est curieux cette impression, mais l'endroit est presque joyeux. Chaque tombe est séparée de l'autre par de petits buissons vert pâle, et des parterres de fleurs roses parfaitement entretenus. Chaque sépulture comporte une petite niche au sein de laquelle trône un pot de terre cuite contenant un bouquet multicolore. Pas de photo, aucune inscription à part les noms, les dates, sobres et dignes. L'ensemble a l'air anarchique, mais tout s'avère parfaitement organisé.

Je me retourne, et remarque que le gardien m'observe, sans même s'en cacher. Cela me met mal à l'aise bien sûr, mais force est de constater que je suis la seule visiteuse du lieu, je ne peux pas l'empêcher de regarder dans ma direction.

Je repère assez vite le classement alphabétique.

Je cherche le nom de mon père. J'avance dans les allées, me demandant à quoi peut bien ressembler la tombe d'un homme dont aucune famille ne s'est jamais occupée.

Lorsque je la trouve, la douleur me coupe le souffle.

C'est la première fois que je vois son nom, inscrit là, de manière définitive, sur une pierre tombale. C'est étrange, mais ce qui me fait le plus mal, c'est de constater que sa tombe est aussi belle que les autres. La tombe d'un père, ça ne peut pas être beau. C'est violent, cet oxymore, cette photographie à l'esthétique parfaite associée à mes souffrances les plus vives. Voir cette image devenir nette et brillante comme par magie, cela dénature la douleur.

Cet instant est d'une rare intensité. Je ne discerne plus rien autour de moi. La nuit me saisit dans ce cimetière pourtant saturé de lumière, le ciel vacille et mon corps tout entier plonge dans l'obscurité.

— C'est la première fois que quelqu'un vient se recueillir sur cette tombe.

Je sursaute, de nouveau. Il m'a encore fait peur, ce con de gardien, je ne l'ai pas entendu approcher.

— Vous êtes de la famille ?

— Oui… la famille éloignée.

— Ah.

Il reste planté devant moi, les bras ballants. Je me demande s'il se rappelle l'enterrement de mon père.

— Vous vous souvenez, quand cet homme a été inhumé ?

— Oui, très bien. Vous savez, ça n'arrive pas tous les jours par ici, que quelqu'un venant d'Europe soit enterré... et qu'il n'y ait personne pour l'accompagner de l'autre côté.

Mon cœur se serre. Je le vois, cet enterrement de fin d'été, le ciel blanc de chaleur, la majesté de ce lieu, le silence insoutenable, et la dépouille de mon père, seul. Sans pleurs, sans hommage, sans rien d'autre que ce gardien, et la police peut-être ?

Je baisse les yeux, et murmure des excuses muettes. Papa, je suis tellement désolée de t'avoir abandonné. De t'avoir pris pour un traître. Tu étais un homme extraordinaire. Je promets de revenir plus tard, quand tout ça sera terminé. Et je m'assurerai que ta tombe reste belle.

Mes émotions débordent, je ne vais plus réussir à les contenir. Je salue le gardien et rebrousse chemin. Dans ma voiture, je reste silencieuse, bascule la tête en arrière, pose une main sur ma poitrine et régule mon souffle.

Cinq minutes plus tard, j'aperçois le cortège funéraire qui s'avance.

J'ai rendez-vous à onze heures au commissariat local, afin de consulter le dossier d'enquête sur l'accident. Il est temps de partir.

*

C'est un moment difficilement supportable. J'ai le sentiment que rien ne m'est vraiment caché, mais je tombe à nouveau sur ces photos qui m'ont brisé le cœur quelques semaines auparavant. Je m'y étais préparée, je savais bien qu'elles seraient dans le dossier. Mais c'est toujours aussi dur.

Je constate, amère, que l'enquête a été bâclée. Il n'y a jamais eu aucun soupçon d'assassinat, jamais. Alors dès le départ, les enquêteurs se sont attachés à décrire les circonstances de l'accident, sans jamais rechercher une origine criminelle. La thèse était évidente pour tout le monde.

*

Je conduis un petit quart d'heure afin d'arriver à mon hôtel, une auberge de village tenue par une femme peu avenante. Cela tombe bien, je n'ai pas envie d'engager la conversation. Internet semble fonctionner, je compte prendre une douche, avaler le sandwich acheté en cours de trajet dans une station-service, puis appeler Victor. Il sera treize heures ici, vingt heures en France, le timing sera parfait.

Je n'en ai pas le temps. Vers douze heures trente, je reçois un SMS de Victor, qui me demande de le rappeler immédiatement.

Je compose le numéro, et j'entends la voix de mon frère. Je ne comprends pas, César est censé être à Amsterdam, Victor à Paris.

— On a *fucking* avancé sur le *fucking plan*, sœurette.

— J'espère que tu es bien assise, ajoute Victor.

Lui aussi a l'air satisfait.

— Je vous *fucking* écoute.

28
VICTOR

Lorsque je rentre chez moi avec la clé USB dans la poche, j'ai l'impression que tout le monde sait. Je crois déceler des accusations dans le moindre regard. C'est ridicule, bien sûr. Je suis décidément un piètre criminel. Aussi suis-je à la fois fébrile, excité et soulagé, en arrivant chez moi.

La matinée a été oppressante. Au cours de mes réunions, j'ai ressenti le besoin de porter la main à mon pantalon à une fréquence très élevée, afin de vérifier que la clé y était toujours. J'ai bien cru que Marie-Jeanne Lambert avait capté mon mouvement, et je me suis dit qu'elle pensait peut-être que je me touchais l'entrejambe. Cette idée m'a horrifié.

Toujours est-il que mon appartement m'apparaît comme un havre de paix.

J'ai expliqué à mon assistante ne pas être très en forme – ce qui est vrai, d'ailleurs – et préférer finir la journée chez moi, en télétravail. Ça m'arrive régulièrement de bosser à la maison, alors elle n'a pas particulièrement relevé.

À treize heures, je suis chez moi. Je devrais me reposer, car la fatigue me pèse. Je sens bien que les antalgiques ne me soulagent plus autant qu'il y a quelques jours. Mais j'ai trop envie de me connecter à l'espace virtuel vers lequel tous les dossiers ont été envoyés.

Je regarde les racines des différents dossiers, et je ne sais pas par où commencer. L'objectif que nous poursuivons est on ne peut plus clair : il s'agit de déceler des irrégularités dans la masse des documents. Mais comment faire ? Il est humainement impossible de lire la totalité. Il faudrait trouver une méthode pour automatiser la tâche.

J'appelle César à Amsterdam afin de lui en parler. Il me répond :

— Et tu crois que je fais quoi, depuis le début de la matinée ? Je suis dessus, je t'appelle quand j'ai du nouveau.

J'adore ce garçon. Je le trouve hyper attachant. Brillant, aussi. Je ne le connais que très peu, mais lors des quelques conversations que nous avons eues, il m'a impressionné par sa maturité, son humour et son intelligence. Comme sa sœur, d'ailleurs. À croire que les deuils et les épreuves de la vie font grandir de manière fulgurante.

Je passe près de trois heures à écluser un certain nombre de documents, je dirais une cinquantaine. Donc moins de 0,05 % du corpus. C'est déprimant.

Ma tête brûle quand je m'allonge, aux alentours de seize heures. Je veux juste me reposer un peu, mais je suis épuisé, et m'endors immédiatement.

*

C'est la sonnette de mon domicile qui me réveille.

Je jette un œil à mon réveil. *19 h 00.* Il fait presque nuit.

Je n'attends personne. Et au vu de mes activités de la journée, je dois dire que cette visite impromptue est angoissante. Je me lève. J'avance lentement dans le couloir, n'allume aucune lumière afin qu'aucun rai ne filtre sous la porte.

On sonne de nouveau, et je sursaute.

Je me dirige vers l'entrée, tentant de calmer ma peur.

Je prends ma plus grosse voix et lance :

— Qui est-ce ?

Un temps, de l'autre côté de la porte.

— C'est moi, c'est César.

Je n'ai pas d'œilleton, je ne connais la voix de César que par téléphone interposé, je dois vérifier. Il devance ma demande, et glisse sous la porte d'entrée un papier où je lis : *Open the fucking door, j'ai du lourd.*

*

— Une demi-heure après avoir raccroché, j'ai eu un trait de génie – sans vouloir me vanter. J'ai filé à la gare, j'ai chopé un Thalys, et j'ai continué à bosser pendant tout le trajet. *By the way*, je compte bien sur toi pour me rembourser le train !

César est dans un état d'excitation extrême. Mais peut-être est-ce naturel, chez lui ? Tel que sa sœur me l'avait présenté et ayant seulement vu son visage lors de nos appels en visio, j'imaginais un geek stéréotypé. À part les lunettes, j'avais tout faux. Je pensais avoir affaire à un Bill Gates souffreteux, je me retrouve face à un garçon athlétique, croisement improbable d'un Vincent Cassel et d'un Steve Jobs monté sur ressorts.

— J'ai avancé selon deux axes qui ont marché du feu de Dieu…

— Je suis tout ouïe.

Il me toise étrangement, et me sourit.

— Qu'est-ce qu'il y a ?

— Rien de spécial. Je me disais juste que tu ne correspondais pas trop au style de ma sœur… Ne le prends pas mal, hein, mais je pensais pas qu'elle aimait les vieux.

— Je ne le prends pas mal, pourquoi je le prendrais mal ? Je te signale quand même que je n'ai que treize ans de plus qu'elle.

— Oui mais tes chaussons, ils font beaucoup plus que ça…

Il éclate de rire, et moi aussi – oui, j'aime bien ces chaussons moelleux à carreaux, très confortables mais carrément ringards. Si mes fans Instagram me voyaient là-dedans, j'en perdrais dix mille illico.

César me raconte ses trouvailles.

— J'ai commencé par aller chercher tous les articles scientifiques concernant le Clear publiés dans de grandes revues – donc leur version publique. J'ai fait un agrégat, et ensuite, j'ai eu l'idée de lancer une simple comparaison de textes…

— Comparaison entre quoi et quoi ?

— J'ai comparé les textes publiés… avec l'ensemble du corpus de milliers de documents internes à Lumière, ceux que tu as aspirés.

— Et ?

César ménage ses effets. Il est à fond.

— Et bingo, mon pote ! J'ai identifié plusieurs documents internes, donc rédigés par des cadres de Lumière, contenant *exactement* les textes publiés à des dates ultérieures dans des revues scientifiques, par des chercheurs de renom, soi-disant indépendants, soi-disant sans conflit d'intérêts avec Lumière. Autrement dit, je me suis rendu compte que l'entreprise avait purement et simplement acheté certains chercheurs : moyennant finances, ces scientifiques externes ont accepté de copier-coller des pans entiers de textes rédigés par des cadres de Lumière, et de les soumettre à publication comme s'il s'agissait de leurs propres résultats. En faisant ça, ils ont apporté une caution déterminante à des études qui montrent, bien sûr, l'innocuité du Clear. Et, *cherry on the cake* : certains scientifiques ayant accepté ces manœuvres ont également – je te le donne en mille – fait partie des commissions ayant permis les homologations du Clear aux États-Unis et en Europe.

— Putain…

— Je dirais même, *fuck* !

Je reste silencieux un long moment. Intégrant ces données.

— César, comment on peut être certains que ces gens-là ont été achetés ?

— On ne peut pas. On suppose. Mais je pense que, déjà, le fait que les mecs aient accepté de reprendre à leur compte des résultats d'une entreprise sans mentionner une quelconque collaboration avec ladite entreprise, c'est suffisamment fort comme révélation, non ?

Il a raison. Et c'est d'autant plus scandaleux si ces gens ont fait partie des comités d'experts ayant autorisé le Clear dans de nombreux pays.

— Je suis d'accord, César, c'est déjà un grand pas. Le problème, c'est que tout ça ne prouve pas la dangerosité du Clear.

— Mais qu'il est impatient ! Attends, ça arrive.

César ouvre deux documents sur son ordinateur, et me demande de me rapprocher. Il me montre l'écran.

— Justement, je me suis penché aussi sur les réécritures successives d'articles. Dans les dossiers de Lumière, il y a, pour un seul article publié, tout un tas de versions. Regarde, pour cet article, avant d'arriver à la version finale, il y a eu une trentaine de réécritures.

— Oui, ça c'est normal, ça fait partie du processus. Le chercheur écrit une première version, il corrige, corrige encore, puis ses coauteurs relisent et corrigent eux aussi... Jusqu'ici rien de bizarre.

— Tu as parfaitement raison. Ce qui est plus étonnant, c'est d'intégrer à ce travail des tours de passe-passe dignes des plus grands magiciens... Dans le dossier d'homologation du Clear, celui qui a servi à toutes les instances sanitaires internationales pour autoriser sa commercialisation, il y a une dizaine de grosses études bien lourdes qui montrent que ce produit est merveilleux, et parfaitement inoffensif. J'ai eu le temps d'en étudier trois. Regarde celle-ci.

J'observe ce qu'il me montre à l'écran. Il y a deux documents Word ouverts.

— Ici, c'est la première ébauche de l'article, datée du 12 janvier 2005. À côté, c'est la version finale, publiée dans un journal scientifique en février 2006. Il y a eu beaucoup de changements entre ces deux versions, mais surtout, des mots fondamentaux ont été modifiés… ou carrément supprimés. Regarde. Sur la première version, il est très clair que l'étude montre l'apparition de cancers chez des souris exposées au Clear, qui en meurent en moyenne au bout de huit mois. Dans l'article publié, le mot « cancer » a été éradiqué. J'ai bien lu et relu, c'est *vraiment* la même étude. Rien dans le protocole n'a été modifié. Il y a juste eu un léger choix éditorial… celui de passer sous silence le mot « cancer », et de changer les conclusions.

Ce que je découvre est totalement surréaliste. Je n'ai jamais vu ça.

César continue.

— Au final, l'étude, publiée dans un vrai journal scientifique à comité de lecture, est l'une des plus positives. Elle montre que les souris exposées à des doses élevées de Clear présentent une mortalité stable à six mois. La conclusion de l'étude, c'est donc l'innocuité du produit. À aucun moment il n'est fait mention du fait qu'à six mois, les souris sont toujours vivantes certes, mais présentent pour la plupart un cancer… et que deux mois plus tard, elles seront décédées.

— Tu sais que ce que tu viens de trouver, c'est une véritable bombe ?

— Je sais, Victor.

Au vu de la teneur des articles dénichés par César, je commence à cerner qui exactement est impliqué. Angélique Sartre, sans aucun doute. Mon chef,

Herbert, et mon homologue du pôle santé, Adam Kepler. Et puis quelques personnes dans l'équipe d'Adam, ainsi que les chercheurs extérieurs complices de toute cette mascarade.

L'ensemble serait presque admirable d'ingéniosité… s'il n'y avait pas ces milliers de vies humaines en jeu.

*

Tandis que nous expliquons à Phoenix la teneur de nos découvertes, je pense à Herbert. Mon mentor. La relation que nous avions était forte. J'avais l'impression que je pouvais lui faire une confiance absolue. Celui que je prenais pour un ami nous a tous envoyés au casse-pipe, sciemment. Sans aucun état d'âme. Moi comme les autres. Dans mon équipe, nous prenons très peu de précautions lorsque nous allons dans les champs, nous buvons gaiement nos quelques millilitres de Clear pour démontrer son innocuité. Herbert le sait pertinemment, et il nous laisse faire sans rien dire. Alors qu'il possède, depuis près de dix ans, des études prouvant sans ambiguïté que le Clear tue.

Je me sens sali, piétiné, profané.

Cela devrait me détruire, mais c'est tout l'inverse.

La rage est un moteur puissant. Je la sens battre dans mon corps.

29
PHOENIX

Ce que César et Victor ont entre les mains, c'est une grenade dégoupillée.

Il faut maintenant que l'on décide comment utiliser tout cela sans que l'explosion nous souffle, nous aussi.

Lorsque je sors de l'auberge, le soleil fait une brève apparition, donnant une physionomie nouvelle à l'enfilade de bâtiments de la voie principale. J'ai l'impression d'être plongée dans une galerie d'art moderne à ciel ouvert. Ici, un monochrome indigo, là, un mur décoré de cercles concentriques façon Robert Delaunay – j'ai retenu le nom de ce peintre, à force de scruter l'éternel poster de la salle d'attente de mon généraliste. J'aimerais fixer cette rue colorée sur pellicule virtuelle, mais déjà les nuages reviennent et l'affadissent.

— *¡ Señorita !*

Je sursaute, et me retourne.

Le gardien du cimetière se tient devant moi. Ça devient une manie de me faire bondir. Et c'est plutôt flippant qu'il m'ait suivie comme ça… Il me tend quelque chose, j'ai l'impression d'être Jodie Foster, et qu'il va bientôt faire des trucs bizarres avec sa bouche.

Je jette un œil au morceau de papier qu'il vient de déposer dans ma main.

Je relève la tête, le cherche du regard. Mais il est déjà parti.

Sur le feuillet froissé figure une simple adresse, griffonnée d'une écriture malhabile. C'est quoi encore ce bordel ?

Mes mains se mettent à trembler. Mon cœur bat à toute vitesse.

J'entre l'adresse sur mon smartphone. C'est à quatre heures de route de Bogotá, trois heures du domicile de Serena, et deux heures d'ici.

Je refrène la pulsion d'aller interroger Hannibal. Non seulement l'idée ne m'enchante guère, mais je sais déjà qu'il ne dira rien : s'il avait voulu me parler, il serait resté, après m'avoir donné le papier.

Qu'est-ce que tout cela signifie ?

Je n'en sais rien, mais une chose est certaine : je vais m'y rendre tout de suite.

Même si je suis morte de trouille.

★

Tout au long du trajet, les pires questions me passent par la tête.

Que vais-je trouver à cette adresse perdue au milieu de nulle part ?

Est-ce un piège ? Suis-je en train de me jeter dans la gueule du loup ?

Ce gardien est-il un ennemi ? Est-il au service de Lumière ?

Bien sûr, je suis terrifiée. Bien sûr, je pourrais me faire buter, dans ce patelin du fin fond de la Colombie.

Mais ce qui me fait tenir, c'est l'autre possibilité : s'il y a là-bas des alliés, des personnes désireuses de m'aider, alors je ne me pardonnerai jamais de ne pas être allée à leur rencontre.

*

En fin d'après-midi, j'arrive dans une impasse décrépite d'un quartier pauvre de Santa Leona. Le bourg est paisible, en apparence – mais j'ai appris à me méfier des mirages. Quelques enfants jouent dans les rues, trop étroites pour que des véhicules autres que des deux-roues puissent y pénétrer.

Je me poste devant l'adresse indiquée.

C'est une maison basse, couleur de ciel délavé. Quelques fissures remontent jusqu'à l'étage, le bâtiment aurait besoin d'un gros rafraîchissement – tout comme l'ensemble des logements, d'ailleurs. Je cherche un nom un peu partout, mais il n'y a rien.

Je prends une grande inspiration, et fais résonner deux fois le heurtoir en fonte sur la porte en bois brut, recouverte de lasure bleue.

Je ne suis pas du tout rassurée. J'ai dans ma poche gauche une grande paire de ciseaux et dans celle de droite un canif, achetés dans un supermarché, en chemin.

Je jette un œil dans la ruelle adjacente. Presque vide, mais pas déserte. Je me dis qu'en cas d'incident, il faut que je me mette à hurler et à courir. Sauf si le problème survient *dans les entrailles* de cette maison. Je regrette soudain de n'avoir prévenu personne de ma présence ici. Je saisis mon téléphone afin d'envoyer un rapide SMS à Victor, mais je m'arrête net. Je n'ai plus le temps. J'entends des pas. Quelqu'un s'approche, à l'intérieur. Je recule légèrement.

La porte s'ouvre.

J'étouffe un cri.

Mon Dieu.

30
VICTOR

Vers une heure du matin, César et moi décidons d'aller dormir. Mon corps va lâcher, si je ne me ménage pas plus que cela. J'ai besoin de repos, mais je dois continuer. Il n'est pas question que je mette en péril ce que nous sommes en train d'exhumer.

Lorsque le réveil sonne à six heures, j'ai toujours aussi mal à la tête et me sens plus fiévreux que jamais. J'avale un cachet de paracétamol en même temps qu'un d'ibuprofène, je sais bien qu'il faut alterner, mais je dois mettre toutes les chances de mon côté. Cette journée est cruciale dans la réussite de nos plans, j'en suis conscient. Il n'y a plus de temps à perdre.

Avant même de réveiller César, je décide d'envoyer un mail à mon assistante, afin de la prévenir que je ne viendrai pas au bureau aujourd'hui car je suis souffrant – elle ne sera pas étonnée, elle-même trouvait que j'avais une petite mine, hier.

J'allume mon ordinateur, et ouvre l'application mail.

Erreur de connexion.

Satanée informatique. Toujours devoir redémarrer pour mettre à jour telle ou telle application.

Pendant que l'ordinateur s'éteint puis se rallume, je mets en route la cafetière, puis file sous la douche. Le jet glacé me fait du bien. J'ai l'impression que ma température descend progressivement.

Une serviette nouée autour de la taille, j'ouvre de nouveau ma boîte mail.

Erreur de connexion.

Je passe des vêtements en hâte, et me dirige vers le salon. César dort encore. J'hésite à le réveiller, il a fait du très bon boulot cette nuit, lui aussi a bien mérité un peu de répit. Je l'observe dans son sommeil, et ne peux m'empêcher de sourire, en notant une nette ressemblance avec sa sœur. Quelque chose dans l'ovale du visage, dans la forme du nez aussi.

— Je te plais ?

César a ouvert un œil, et s'étire en souriant.

— C'est exactement ça. Je te laisse émerger, et ensuite tu pourras venir m'aider à débloquer un truc sur mon PC ?

César se redresse d'un coup.

— J'aime pas trop, quand on parle de débloquer, ça veut dire qu'il y a un blocage quelque part…

Je lui réponds, sarcastique :

— En effet, rien ne t'échappe !

Mais il ne rit plus. Il est déjà debout, file vers ma chambre, cheveux en bataille et caleçon découvrant légèrement le haut de ses fesses. Je me dis que nous allons décidément très loin dans l'intimité...

César pianote sur mon ordinateur, je me penche au-dessus de son épaule. Il tente différentes manipulations que je ne comprends pas, puis il ferme le PC et me regarde, l'air grave.

— Ils ont bloqué tes accès au réseau de l'entreprise.

— Tu plaisantes ?

— Pas du tout. *Fuck fuck fuck fuck fuck. We're screwed*, mon pote.

Je suis sous le choc. Comment est-ce possible ?

César se tourne vers moi, et la peur baigne son regard d'ordinaire si uniformément joyeux.

— Pour une raison ou pour une autre, malgré les précautions prises, Lumière a sans doute identifié le téléchargement massif de fichiers. Ils doivent avoir un système qui analyse les mouvements sur les serveurs chaque soir. Et qui pointe tout ce qui est inhabituel. J'ai merdé, Victor. J'aurais dû te conseiller de scinder les téléchargements. J'ai voulu aller trop vite, je les ai sous-estimés. Et putain, tu as vu ce que sont devenus tous ceux qui les ont sous-estimés...

— Ça n'est pas ta faute, César. Tu fais déjà énormément, tu sais.

Il est dubitatif, et moi, j'essaie de contrôler l'angoisse gigantesque qui est en train de m'envahir de la tête aux pieds. Je savais, en théorie, que plus rien dans ma vie ne pourrait être pareil, une fois la mécanique enclenchée. Mais la pratique est pour le moins agressive. Et foudroyante.

— Qu'est-ce qu'on fait maintenant ?

— On réfléchit.

— Tu es conscient de la gravité de la situation, Victor ? Je suis désolé de chez désolé. Tu peux pas savoir comme je suis désolé.

Ce que je vois à cet instant, ça n'est plus le César sûr de lui, c'est un gamin de dix-neuf ans qui a peur, et qui est, lui aussi, dépassé par les événements. C'est à moi de le rassurer.

— Bien sûr que j'en suis conscient. Et ça ne sert à rien de se flageller, César. Ce que tu fais est génial, *tu* es génial, arrête de te dire que tu es coupable de quoi que ce soit. Il faut réfléchir. Chez Lumière, que savent-ils exactement, à ton avis ?

César se perd dans ses pensées, puis il prend la parole.

— À ce stade du jeu, et vu l'heure matinale, il y a des chances que ce soit un blocage automatique, un peu comme quand tu fais trois mauvais codes avec ta carte bleue, et qu'un système de protection se met en place. La prochaine étape sera forcément humaine. Il faut que le département de la sécurité informatique analyse la fiabilité de l'alerte, confirme la réalité de la fuite. Étant donné ta position dans l'entreprise, ils vont checker plusieurs fois qu'ils ne se sont pas trompés, et il faudra attendre la validation du directeur de la sécurité en personne, avant de faire remonter ça à Jameson, c'est certain. Je pense que chacun va prendre un maximum de pincettes, ils risquent leur job, dans l'affaire.

Je réfléchis un instant. César a raison. À leur place, c'est ce que je ferais. Je prendrais au sérieux l'information bien sûr, mais je n'accuserais jamais l'un des directeurs de l'entreprise sans vérifier, et vérifier encore.

— OK, ça nous laisse donc un peu de temps. Disons jusqu'à onze heures, midi maximum. Passé ce délai, nous pouvons raisonnablement penser que je serai sur la sellette… et donc en danger.

Il faut que je me concentre. *Ne pas paniquer. Ne pas paniquer.*

— César, j'ai besoin de me poser quelques minutes. Il faut récapituler nos prochaines actions, nous assurer que rien ne nous échappe. Le moindre faux pas pourrait nous être fatal.

— Tu as raison. Mais il faut faire vite, putain !

— Ce que nous avons en notre possession, ce sont des preuves, obtenues illégalement, que Lumière a falsifié des études cruciales et rédigé les articles scientifiques de certains chercheurs présentés comme indépendants.

— C'est déjà un gros pavé, non ?

— Oui, c'est sûr… Mais le problème c'est que tout va trop vite. Nous n'avons pas encore contacté de « caisse de résonance »…

— De « caisse de résonance » ?

— Oui, un grand journal qui pourrait médiatiser nos découvertes. Sans cela, nous ne sommes que de simples individus, face à tout le *système Lumière*. Il y a bien des journaux qui sont spécialisés dans la révélation de scandales, mais j'ai le sentiment que ce serait beaucoup plus fort si un journal traditionnel endossait ça. C'est le choix qu'a fait Edward Snowden : il a décidé de confier ses dossiers à des journaux respectables, respectés, solides et difficilement attaquables. C'est ce qu'il nous faut.

Je ne me suis pas rendu compte que la discussion s'est transformée en monologue… Mais mes idées sont en ordre, c'est déjà ça.

— Victor, tu m'as perdu, là, j'avoue. En fait tu oublies juste un détail dans ton ordre de priorités, c'est que d'ici quatre ou cinq heures, ta vie sera menacée, et la mienne avec. Alors avant de chercher des caisses de résonance, il faut se bouger et ficher le camp d'ici. Prends un sac, mets dedans tout ce qui a de la valeur pour toi – et qui ne pèse pas trop lourd… et dis au revoir à cet appartement. Quelque chose me dit que tu n'es pas près d'y revenir.

César sent mon émotion, mais il se dit sûrement que nous n'avons pas le temps de nous apitoyer. Il reprend.

— En attendant qu'on trouve mieux, je te propose de venir t'installer chez ma grand-mère. Je suis sûr qu'elle sera ravie de rencontrer le *boyfriend* de Phoenix.

Je le regarde et m'efforce de sourire.

Mais tout en moi est en train de se liquéfier.

Cet appartement, j'y vis depuis des années. Je ne suis pas très attaché aux choses matérielles, mais tout de même. Je me dirige vers la commode de ma chambre. Il y a, à l'intérieur, ce qui me reste de Diane. Une bague, un peigne, un miroir, et une large boîte remplie de photos. Je saisis une image, et les larmes affleurent. Diane sera toujours là bien sûr, quelque part dans un coin de mon cœur. Mais je crois qu'il est temps de la laisser partir. Je l'embrasse une dernière fois, et décide de ne rien emporter d'elle.

Je referme le tiroir, et remplis à toute vitesse un grand sac de sport avec ce que j'estime être le strict nécessaire : quelques vêtements, mes médicaments, mon portefeuille, et mon matériel de BASE jump.

Ça n'est que dans le RER qu'un terrible doute m'assaille.

— César, s'ils accèdent à mes dossiers, est-ce qu'ils peuvent récupérer tous les documents créés ces derniers jours, même ceux déjà supprimés ?

— Évidemment, pourquoi ?

J'ai l'impression d'être plongé dans un bain glacé.

— Parce que j'ai établi une demande de passeport en urgence pour Phoenix, mentionnant sa destination.

César me lance un regard désemparé.

— Alors d'ici quelques heures, elle aussi sera en danger. Il faut la prévenir au plus vite.

31

PHOENIX

Je n'avais pas pensé à ça.

J'avais passé toutes les hypothèses en revue.

Sauf celle-ci.

Comment est-ce possible ? Est-ce vrai ?

Ce que je vois me fait chavirer d'émotion.

Alors je recule légèrement, et tente de me raisonner.

Phoenix, tu es en train de dormir. Réveille-toi.

Mais tout cela a l'air bien réel.

J'ai besoin de soutien car mes jambes sont en train de lâcher.

Il s'en aperçoit. S'approche, pour me retenir.

Je m'agrippe à lui, et ce simple contact provoque une décharge, un flot de larmes. Longues. Silencieuses.

Il pleure lui aussi. Il pleure et il sourit en même temps.

Je ne comprends rien. Je suis incapable de dire quoi que ce soit.

Les explications, les paroles viendront plus tard.

Pour l'heure, il m'attire doucement à lui, et me prend dans ses bras.

Je pose ma tête sur son épaule et les larmes se muent en sanglots. Car il y a son parfum, aussi inconcevable que l'image. Ce que je perçois tout de suite, et qui me transporte vers des zones de souvenirs, de douleurs et de joies mêlées, c'est la fragrance douce et légère d'un chewing-gum à la fraise.

Il me serre plus fort, me caresse les cheveux, et nous restons comme cela longtemps, sur ce pas de porte. Sa voix vibre dans mes oreilles, traverse mon cerveau cotonneux, atteint le cœur.

— Tu m'as tellement manqué, ma chérie.

Je continue de pleurer, et me blottis plus fort.

J'aimerais que cet instant dure toujours.

Je ris nerveusement et sanglote, telle une démente.

Debout, tout contre moi.

Mon père.

Vivant.

32
PHOENIX

Il m'entraîne dans la maison.

Je le suis, observe sa démarche, et le moindre de ses gestes me donne envie de me pincer, de crier mon bonheur de le revoir. Je sais qu'il va nous falloir de longues, de très longues explications. Pour l'heure, je me contente de le dévorer du regard.

Quelques sillons sont apparus sur son front, ses joues sont plus creuses et sa chevelure émaillée de reflets pâles, mais pour le reste, rien n'a changé. Ses yeux verts, intacts. Son allure, intacte. Ses mains, intactes.

La maison est modeste, c'est un euphémisme. Elle présente tout juste le confort moderne. Mon père m'indique une chaise dans la cuisine, et me demande si je veux boire quelque chose. Je secoue la tête, je ne peux rien avaler pour le moment. Tout a l'air tout droit sorti d'une époque révolue : table et chaises en formica, pas de four à micro-ondes, pas de lave-vaisselle mais une assiette, un verre, un couteau, une fourchette séchant à côté de l'évier en céramique blanche. Cette vision me serre le cœur : je comprends tout de suite que mon père est seul, depuis trois ans.

Que s'est-il passé ?

Avant de parler, il veut tout savoir de moi, savoir si César va bien, si maman va bien, si mamie va bien. Je lui fais un rapide résumé de la manière dont je suis remontée jusqu'à lui, puis lui montre des photos, et il éclate en sanglots. Je crois qu'il s'agit de joie, mais je ne suis pas sûre. Lorsque je lui dis qu'il les reverra bientôt, il affiche une moue dubitative, et son regard s'éteint. Il tombe sur une photo de Victor, me demande si c'est mon amoureux, je réponds que c'est une longue histoire… Il me dit avoir tout son temps. Mais j'insiste. Il doit parler en premier. M'expliquer. Sa mort, sa résurrection, l'absence de nouvelles depuis trois ans. Il sent les reproches dans ma voix lorsque je dis cela, mais comment pourrait-il en être autrement ? Il était vivant et il nous a laissés dépérir. J'espère que ses explications sont solides.

— Est-ce qu'éviter que nous mourions tous est une raison suffisante ?

Je réfléchis un instant, puis j'acquiesce, évidemment. Je lui en veux terriblement, mais je lui pardonne tout, tout de suite. Le retrouver est tellement fort, je ne peux pas me permettre de laisser le ressentiment gâcher cet instant.

Il me caresse la joue, je retiens sa main.

— Je t'écoute, papa.

*

— Je me suis intéressé au Clear après qu'une oncologue m'a contacté. Elle s'appelait Serena Gutierrez, exerçait dans une petite ville rurale de Colombie. Cela faisait quelque temps qu'elle se posait pas mal de questions sur l'étrange recrudescence de cancers, tous de même nature – des lymphomes non hodgkiniens –, qui frappaient la population d'agriculteurs de sa province.

Je frissonne en entendant le nom du cancer de Victor. Il continue.

— Elle-même a essayé de comprendre, mais il était difficile de dégager une origine particulière, puisque tous ces agriculteurs avaient un mode de vie très similaire : même type d'habitat, même type de nourriture, même région, etc. Tout a changé dans l'esprit de Serena le jour où l'un de ses patients lui a apporté en consultation un message trouvé dans un bouchon de pesticide Clear. L'homme n'avait pas accès à internet, ne connaissait personne capable de comprendre ce qui était écrit, alors il avait pensé à elle. Serena a utilisé un traducteur automatique disponible sur le web, et a découvert, sidérée, un appel à l'aide rédigé en roumain. Le produit étant fabriqué en Roumanie, elle s'est tout de suite dit que la coïncidence ne pouvait pas en être une. Elle a contacté le service consommateurs de Lumière, afin de leur parler de sa découverte, mais elle a très vite compris qu'ils ne la prenaient pas au sérieux. C'est en tout cas ce qu'elle a cru, au début.

Papa marque un temps d'arrêt. Son regard change.

— En réalité, non seulement ils l'ont prise très au sérieux, mais ils se sont mis à la surveiller dès cet instant. Mais ça, nous n'en avons pris conscience que bien plus tard.

— Qui s'est mis à la surveiller, papa ?

— Les hommes de main de Lumière. Des voyous, des tueurs, des mercenaires embauchés pour épier, d'abord. Puis pour faire taire, si certains deviennent trop dangereux. Bref...

Malgré le contexte et les choses terribles dont il est en train de me parler, je souris. J'avais oublié que ce petit mot insignifiant était aussi l'un de ses tics de langage.

— Pourquoi souris-tu, ma chérie ?

— Parce que tu as dit « bref ».

— Et ?

Il me couve de ses yeux verts, si semblables aux miens. Il pense sûrement que je suis toujours aussi spéciale, et ça aussi ça me plaît, dans son regard.

— Et rien d'autre. C'est juste que je dis tout le temps « bref », alors l'entendre dans ta bouche, tu ne peux pas savoir à quel point ça me touche…

Il saisit ma main.

— Bref, ma chérie.

La manière dont il le prononce, ça sonne comme « je t'aime ».

Il embrasse ma main, et la garde dans la sienne.

Puis nous reprenons le cours de son histoire.

— Où en étais-je ?

— Serena appelle Lumière.

— Oui. Après cela, Serena patiente quelques semaines, mais elle ne peut s'enlever de l'esprit que ce produit dans lequel un message aussi dur a été retrouvé n'est peut-être pas étranger aux cancers de ses patients agriculteurs. Alors elle entreprend, sans rien dire à personne, de leur poser des questions, et se retrouve en quelques mois à la tête d'une formidable base de données : en plus des dossiers médicaux indiquant l'évolution de la maladie, Serena consigne scrupuleusement les doses de Clear utilisées, la fréquence et la durée d'exposition, les protections éventuelles, et tout un tas d'autres paramètres sur la vie quotidienne de ces hommes : alimentation, antécédents médicaux, exposition à des facteurs de risques de cancers déjà prouvés comme le tabac ou l'alcool. Armée de sa seule intuition, Serena effectue un travail de débroussaillage absolument remarquable. En parallèle de cela, elle entreprend de passer des coups de fil à certains collègues cancérologues exerçant eux aussi auprès de populations rurales colombiennes. Quatre d'entre eux acceptent de mener un travail similaire, et de lui transmettre les données. Les deux pour lesquels le pesticide le plus fréquemment utilisé est le Clear observent eux aussi une augmentation de lymphomes. Ce n'est pas le cas chez les deux collègues situés dans des régions d'élevage, régions dans lesquelles l'utilisation du Clear est quasiment nulle. Au fil du temps, la conviction de Serena grandit, jusqu'à devenir une certitude : le Clear est coupable. Il rend malade, puis il tue. Bien sûr, tous les éléments qu'elle a amassés sont extrêmement précieux, mais Serena sait bien qu'ils ne constituent pas une étude scientifique rigoureuse. Et puis, elle n'est pas chercheuse, elle n'est connectée à aucune sphère d'influence. Seule, elle ne peut rien faire de ses données. Il faut une publication dans une revue à comité de lecture, et des explications quant au mécanisme d'action du Clear dans le corps humain, sinon on ne la prendra pas au sérieux. Pour cela, il lui faut collaborer avec un chercheur renommé, reconnu, américain ou européen.

Papa marque une pause, de nouveau. Je l'encourage à continuer.

— Comment êtes-vous entrés en contact, tous les deux ?

— Serena était une femme brillante. Elle s'était mis en tête de tester sur des modèles cellulaires ce qu'elle soupçonnait. Un cancer, c'est, si l'on schématise, la multiplication anarchique des cellules, souvent due à une mutation génétique, qui peut être induite par l'exposition à un facteur de risque. Puisque l'exposition au Clear semblait développer des cancers, Serena s'est dit que le Clear était peut-être un agent mutagène, un perturbateur de la division cellulaire. C'était une hypothèse tout à fait novatrice. Aucune étude n'avait alors été publiée sur le lien épidémiologique entre exposition au Clear et cancer… Autant te dire qu'aucune étude n'avait évidemment été enclenchée pour tenter de démontrer qu'il existait bien un mécanisme d'action délétère au niveau de la cellule. Je t'ai perdue ou tu me suis ?

— Je te suis parfaitement, papa. Tu sais, je fais des études de biologie, alors je maîtrise tout ça.

— De biologie ? Mais… et le piano ?

Mon père est réellement surpris. Je baisse la tête. Je perçois la déception que cette orientation de ma vie déclenche en lui. Je sais ce qu'il se passe dans sa tête. Je le devine, en tout cas. Il est en train de se demander si c'est à cause de lui.

— Le piano, c'est une longue histoire. Je suis heureuse de faire des études scientifiques, papa, vraiment.

Il me regarde avec un sourire contrit.

— Tu mens toujours aussi mal, ma chérie. Je... je suis désolé. Pour le piano. Et pour tout ce gâchis.

Ses yeux brillent.

— Papa, il faut que tu me racontes tout. S'il te plaît, essayons de ne plus nous interrompre. Je te raconterai tout à mon tour, mais pour l'heure, je dois comprendre ce qu'il s'est passé il y a trois ans.

Il plante son regard dans le mien.

— Je suis fier de toi, Phoenix. Quels que soient tes choix, tu sais ce que j'en pense : si ce sont les tiens, ils sont forcément bons. Si ce ne sont pas les tiens, si tu les subis d'une façon ou d'une autre... il est toujours temps de les revoir.

J'acquiesce. Tout en me disant que ça n'est pas si facile. Je pense à la tristesse de maman, à la fureur de César, à notre appartement miteux, et j'ai envie de le secouer. Il ne se rend pas compte de la vague de destruction qui a suivi sa disparition. Mais je ne sais rien de ce qu'il a vécu, et je devine ses douleurs, derrière le regard humide. Alors j'emprisonne les mots, les gestes, les attitudes qui pourraient le blesser. C'est étrange car ce que je retiens de cet instant, c'est que les rôles me semblent inversés. J'ai l'impression d'être l'adulte, face à un enfant déboussolé.

De nouveau, je l'encourage à poursuivre.

— Tu le sais, Phoenix, à l'époque j'étais considéré comme une sorte de référence dans le développement cellulaire humain.

— Tu l'es toujours, papa. Tu sais que ton nom est cité dans mon manuel de biologie cellulaire ?

— C'est vrai ? Oh, ça me fait plaisir d'entendre ça...

Son sourire se teinte de mélancolie. Tout cela, c'est du passé. Aujourd'hui, il n'est plus rien. Voilà ce qu'il se dit.

Il reprend son récit.

— Serena a tenté d'identifier les chercheurs qui pourraient l'aider dans sa démarche. Très vite, elle est tombée sur mon nom. Elle m'a contacté. Au début je n'ai pas donné suite. Mais elle a insisté. Elle m'appelait plusieurs fois par semaine, me demandant où j'en étais de mes réflexions, offrant de me payer le voyage jusqu'en Colombie, m'assurant que cela n'engageait à rien de venir jeter un œil. Je continuais à temporiser, à botter en touche. Et puis un jour, elle m'a envoyé par la poste le petit message d'alerte roumain, et ma vision des choses a changé. Tout est soudain devenu concret. Ce message m'a déchiré le cœur. Il m'a hanté, à vrai dire. Comment peut-on être désespéré au point d'envoyer, au hasard, un tel appel de détresse ? Et si moi, je l'avais envoyé et que personne ne faisait rien pour m'aider, si personne ne réagissait, comment le vivrais-je ? Deux jours plus tard, j'ai appelé Serena. Un mois après, j'effectuais mon premier voyage en Colombie. Pour voir. Et ce que j'ai découvert m'a convaincu de ne pas lâcher. D'enclencher une étude, de mon côté, en France. Je me suis renseigné sur le Clear, sur Lumière, et j'ai découvert les enjeux financiers, la puissance de ce groupe, ses connexions dans les sphères scientifiques, réglementaires, politiques. J'ai compris le caractère explosif du sujet. J'ai donc décidé que notre collaboration devait demeurer secrète, étant donné la teneur polémique de nos travaux. Les résultats que j'ai obtenus, après plusieurs mois, m'ont horrifié. L'article qui en a découlé, c'est celui que tu as trouvé sur la clé USB que j'ai laissée dans le coffre.

— Et cet article, pourquoi ne l'as-tu pas publié ? Cela aurait pu te protéger, d'une certaine façon… En rendant publics les résultats, il aurait été compliqué pour Lumière de te nuire, non ?

— Oui, bien sûr, ma chérie. Tu penses bien que nous avons essayé de le faire paraître. Nous avons tenté la voie classique de la publication dans un grand journal, et avons soumis l'article à la plus grande revue spécialiste des produits phytosanitaires… Le papier a été refusé. Sans aucune explication. Nous étions sur le point de le soumettre à un autre journal, moins prestigieux… quand, lors d'un colloque scientifique, Herbert Jameson, le directeur Recherche et Développement du groupe Lumière, est venu se présenter à moi.

Herbert Jameson. Le chef de Victor. Je suis parcourue d'un frisson.

— Jameson m'a indiqué avoir connaissance de l'existence de notre article, pourtant non publié. Je lui ai demandé comment cela était possible, il a ri en évoquant « des contacts au sein du journal ». Jameson semblait ouvert, aimable, il me disait avoir trouvé notre champ d'étude innovant, intéressant. Il a continué en m'expliquant qu'en tant que haut dirigeant d'une « entreprise responsable » – je le cite, bien sûr –, il était à l'affût de toutes les études évoquant d'éventuels problèmes posés par l'un de ses produits. Je crois que ça donnait quelque chose comme : « Dans une démarche de progrès, d'amélioration, il est important de connaître tous les effets indésirables. » Jameson voulait discuter de cela en privé. À l'époque, je te rappelle qu'il n'y avait aucune plainte concernant le Clear, aucun soupçon public.

Il se recroqueville légèrement, tel un enfant pris en faute.

— J'ai été naïf. J'ai pensé qu'il était *vraiment* possible que Jameson soit de bonne foi, et qu'il ignore les effets néfastes du Clear. Alors j'ai accepté de venir lui parler, et me suis présenté, à son invitation, au siège de Lumière. Je me rends compte, avec le recul, à quel point j'ai été d'une ingénuité sans nom. Mais sur le moment, je pensais faire un acte d'utilité publique : informer une entreprise sur les méfaits de son produit, afin qu'elle le modifie, en stoppe la commercialisation, ou a minima alerte la population sur les bonnes pratiques pour s'en protéger.

Son regard s'est assombri. Je sens que nous entrons dans une zone qui s'annonce trouble, douloureuse. Il me regarde, mon courageux papa. Je lui fais un faible sourire, un signe du menton. Il continue.

— Herbert Jameson m'a reçu, et m'a proposé de m'embaucher, afin que mes recherches puissent faire avancer le développement des produits Lumière. J'ai d'abord cru à une blague, j'ai répondu que j'étais attaché au service public, et que je tenais à mon indépendance. Alors il m'a parlé d'argent. Il m'a proposé un pont d'or. Honnêtement, Phoenix, la paie qu'il a évoquée, c'était quasiment dix fois mon salaire de chercheur. Je ne m'y attendais pas. Je n'avais jamais considéré cette option, mais là, ce qu'il m'offrait était dingue. Et sérieux. J'ai refusé de nouveau. Alors il a insisté, lourdement. Il a encore augmenté la somme, et mon refus s'est fait plus ferme. Jameson m'a alors demandé de patienter, et puis c'est la P-DG, Angélique Sartre en personne, qui est venue me voir. Et cette fois-ci, elle a tenté de m'acheter, purement et simplement. Contre la non-publication de mes résultats. Et j'ai eu soudain un électrochoc. Je me suis vu, moi et mes idéaux, jeté au feu. Je me suis levé, je voulais quitter ce bureau au plus vite. Alors la P-DG a commencé à m'intimider. Et tout est devenu limpide. J'ai compris que les effets mortels du Clear étaient parfaitement connus de Jameson et de Sartre, et d'une telle importance pour Lumière qu'ils étaient gérés directement par ses deux plus hauts dirigeants.

Il marque une pause et ajoute :

— C'est à partir de ce moment-là que tout a commencé à aller sérieusement de travers.

33
PHOENIX

Papa a baissé la tête. Lorsqu'il la relève, la tristesse et la résignation ont laissé la place à quelque chose que je n'avais jamais eu l'occasion de voir dans les yeux de mon père : de la haine.

Il boit quelques gorgées d'eau, puis reprend.

— Dans les jours qui ont suivi cette entrevue chez Lumière, je me suis rendu compte que j'étais surveillé. Au début, c'était subtil. Puis la menace est devenue tangible. J'ai remarqué que des hommes me pistaient, et rôdaient autour de vos établissements scolaires, à César et toi. Ce jour-là, j'ai paniqué. J'ai compris que j'étais en grand danger. Et que j'étais en train de vous mettre, vous aussi, mes amours, en péril.

C'est à mon tour de poser ma main sur la sienne. Sa peau est rêche, froide. Je tente de la réchauffer. Il me regarde. Déjà, la haine est redevenue tristesse.

— Je devais rejoindre la Colombie la semaine suivante, pour une nouvelle session de travail avec Serena : il était prévu que nous mettions à plat la situation, et que nous décidions de la manière de nous protéger, tout en essayant de publier malgré tout. Avant de partir, j'avais compris que le pire pouvait se produire. Alors j'ai laissé tout ce qui était en ma possession dans un coffre de notre banque. Pour que vous sachiez. Pour que vous découvriez la vérité, au cas où il m'arriverait quelque chose là-bas. Et aussi, pour vous avertir des dangers, tout en vous permettant de contacter la personne la plus à même de vous aider : Serena.

Je vois bien qu'il est ému, je préférerais ne pas l'accabler, mais je ne peux pas m'empêcher de poser toutes les questions qui me viennent.

— Pourquoi n'as-tu pas laissé le nom de famille de Serena ?

— J'ai laissé son téléphone personnel ! C'est bien plus précis qu'un nom de famille ultra-répandu… Je ne pouvais pas imaginer… qu'ils s'en prendraient à elle. À ma connaissance, ils avaient essayé de m'acheter moi, pas Serena. Je pensais qu'elle ne leur faisait pas peur, depuis sa petite ville du bout du monde. Je me trompais.

Son visage se fait grave. Je sens que la fin de l'histoire est proche.

— Lorsque je suis arrivé en Colombie pour ce dernier voyage, je me suis senti épié, suivi de nouveau. Et puis, j'ai appris… que Serena était morte, accidentellement. Son mari m'a appelé. Il n'a rien voulu me dire de plus. Il m'a juste demandé de me tenir éloigné de sa famille, qui était tout ce qui lui restait. Il était détruit par le chagrin, m'a dit d'aller au diable, avec cette étude qui avait tué sa femme. Lui comme moi avions bien saisi que Serena avait été assassinée. Et moi, j'ai parfaitement compris que j'étais le prochain sur la liste. J'ai éteint mon téléphone pour ne pas être tracé, et je suis parvenu à semer mes poursuivants. À m'enfuir loin à l'intérieur des terres colombiennes. Je suis resté caché quelques jours à Vallado – ce village que tu connais désormais –, afin de réfléchir aux options possibles. J'étais pris dans un piège terrible, et totalement dépassé. Pour moi, ce serait désormais soit la mort, tout de suite, en Colombie ou ailleurs... soit les menaces sur César, Marianne et toi, une vie dans la terreur permanente... jusqu'à ce qu'un malheur arrive à l'un d'entre nous, ou bien à nous tous. J'ai pensé me rendre à la police bien sûr, pour tenter de demander protection, mais je savais bien que ce serait peine perdue. Concernant les menaces qui pesaient sur moi, la police colombienne n'accepterait jamais d'enregistrer une plainte sans aucune preuve, contre une multinationale française et ses dirigeants. Et concernant la mort de Serena, j'ai compris que son mari, Fernando, ne ferait rien. Il ne prendrait aucun risque, il protégerait ses enfants, c'était évident. J'étais déboussolé, je ne voyais aucune issue. Aucune. Et puis, j'ai eu cette idée folle...

— Celle de simuler ta mort.

— Exactement. J'ai gagné la confiance du gardien du cimetière de Vallado – que tu as rencontré…

La seule évocation de cet homme me fait froid dans le dos, mais je ne dis rien car mon père a l'air de lui accorder son estime.

— Javier est adorable. C'est un homme à la fois très seul, et dans une grande misère. Je lui ai versé une somme importante – pratiquement tout ce que j'avais emporté avec moi –, et il m'a aidé. Je n'ai pas voulu retirer d'argent en Colombie, afin que la thèse de l'accident soit absolument évidente : un retrait quelques heures avant la mort, c'est toujours suspect. Javier et moi, nous avons placé dans ma voiture de location le corps d'un homme mort quelques jours auparavant, un SDF sans aucune famille proche. Nous avons passé à cet homme mon alliance, et avons glissé dans sa poche mon téléphone, ma carte d'identité. Puis nous avons placé mon ordinateur portable sur le siège passager et précipité la voiture dans un ravin. J'ai observé la chute du véhicule – je peux te dire que l'instant était insoutenable. J'étais purement et simplement en train de mourir, symboliquement, et aux yeux de tous. Je suis resté longtemps, à regarder la carcasse fumante de la voiture. À penser à cet homme que je venais de faire mourir une seconde fois. À penser à ma vie, qui n'était plus, qui venait de disparaître dans un fracas de tôle et de fumée.

Il marque une pause. Contrôle son émotion. Puis il reprend.

— La voiture a entièrement brûlé, comme prévu. Et le corps aussi. Je savais que l'alliance serait le seul objet qui resterait identifiable facilement. J'espérais que la police colombienne ne s'embarrasserait pas d'autre chose que de cette bague, de mon téléphone, de mon PC portable, peut-être un reste de carte d'identité, et le nom enregistré par le loueur de voitures. Je savais que l'accident serait l'hypothèse privilégiée, au vu du lieu que nous avions choisi, connu dans le coin pour avoir été le théâtre d'autres drames. Javier connaissait bien les flics du village, il m'a garanti que ça n'était pas le genre à faire du zèle avec des analyses ADN pour une simple sortie de route. Et, de fait, il n'y a eu pour eux aucun doute sur l'identité du mort, et sur le caractère accidentel. L'enquête a été bouclée en deux jours.

Papa me regarde maintenant avec une grande intensité. Je vois les larmes poindre au coin de ses yeux. L'émotion me gagne également. En même temps qu'un embryon de rancœur.

— Je me suis dit que si Lumière pensait que j'étais moi-même décédé, s'ils pensaient qu'il n'y avait plus aucune trace de mon étude, ils continueraient peut-être à vous surveiller un temps, pour voir… puis ils abandonneraient, vous laisseraient vivre en paix. Les premiers mois, ce que j'avais initialement espéré

– c'est-à-dire que l'un de vous décrypte le message que j'avais laissé – est devenu ma plus grande source d'inquiétude. Finalement, je ne voulais *surtout pas* que vous y parveniez : je savais que si vous vous lanciez dans une recherche quelconque, vous risquiez de vous mettre en danger. Le temps a passé, et je me suis dit que mon message était resté une énigme, et cela me rassurait, d'une certaine façon. Je cherchais vos noms sur Google régulièrement, je n'ai rien vu bouger, y compris lorsque ces jardiniers du sud de la France ont découvert un message similaire – terrible histoire que celle-ci d'ailleurs… qui m'a confirmé dans mon choix de vous protéger de la toute-puissance de Lumière.

Il marque un temps.

— Je m'en suis tellement voulu, ma chérie, de vous avoir abandonnés. Je vous aime tellement. Mais je n'avais pas le choix. J'avais si peur pour vous. J'ai simulé ma mort parce que je savais que sinon, cela ne s'arrêterait pas. En Colombie, j'ai compris plus qu'en nul autre lieu la puissance financière et criminelle de Lumière. J'ai compris que personne ne sortirait vivant de cette histoire. Que je n'étais pas de taille. Qu'il valait mieux renoncer et devenir invisible, afin de vous laisser une chance.

— Mais pourquoi ne nous as-tu pas prévenus, mis dans la confidence, avant de disparaître ?

— J'y ai songé, bien sûr. Mais si la moindre de vos réactions avait paru suspecte, si nos contacts avaient été identifiés, alors nous aurions tout perdu. Le risque était trop grand. Je suis désolé, Phoenix.

C'est la première fois que je sens en lui une telle fragilité. Son acte est beau, bien sûr. Il s'est sacrifié pour que nous puissions vivre.

Mais trois ans, putain. Trois ans sans nouvelles, alors qu'il était là, vivant. Sous mes paupières défilent les images de cette vie sèche, vide de lui.

La rancœur se mue en colère.

Jusqu'à éclater.

— Et tu ne t'es pas dit que tout ça nous détruirait ? Tu croyais peut-être qu'on allait se réveiller un jour, dire « tiens, papa est mort » et passer à autre chose ? Tu imagines notre douleur de ne pas avoir pu te dire au revoir ? Tu imagines que depuis trois ans, je ne peux plus toucher un piano, parce que penser à toi est trop dur ? Tu imagines nos rêves brisés, nos destins explosés en plein vol ? Tu imagines la peine de mamie ? Son fils, enterré à dix mille kilomètres d'elle, sans aucune possibilité de se recueillir sur sa sépulture ? Tu imagines la tristesse et la honte de maman, quand elle a soupçonné que tu la trompais avec Serena ? À part mamie, chacun de nous t'a détesté, longtemps. On te détestait et on t'aimait. C'est pas humain, c'est trop, ça flingue à petit feu. Voilà ce que tu as fait : en jetant cette voiture du haut de cette colline, tu nous as précipités vers le fond, nous aussi.

Mon père s'est levé. Il s'est approché de moi, à mesure que je criais cette rage, contenue depuis toutes ces années. Puis il s'est agenouillé près de moi.

Et maintenant, il me serre dans ses bras. Je me débats un peu, pour la forme. Mais je me laisse faire. Je peine à maîtriser le tourbillon d'émotions contradictoires qui m'agite, me consume. J'ai l'impression de mourir et de renaître en même temps. Et la signification de mon propre prénom me frappe, à cet instant précis. Comme si ma vie entière avait convergé vers ce moment. Cette seconde naissance.

— Ce que j'ai fait, je ne peux pas le changer. J'ai toujours été fidèle à ta mère, et à vous tous, crois-moi, je vous aime si fort. Peut-être que tu me comprendras et que tu me pardonneras, avec le temps. Car si c'était à refaire, malgré tout ce que tu viens de dire... eh bien je le referais. Je vous préfère malheureux que morts.

Je redresse la tête. Le regarde dans les yeux. La douceur de son regard efface tout, ou presque. Il est vivant, il est là, et il nous reste tant à vivre. Il nous faut avancer. Écrire une nouvelle page, ensemble.

— Tu sais que j'ai déjà pardonné. À l'instant même où je t'ai vu, j'ai pardonné. Mais il fallait que tu saches ce que nous avons traversé.

Il passe ses mains sur mon visage mouillé, et tient ma tête entre ses paumes. Nous sommes à quelques centimètres l'un de l'autre. Je sens son souffle, aromatisé aux fruits rouges.

— Tu es belle, ma fille. Je te regarde et ce que je vois, j'en suis fier. Tu ne peux même pas imaginer à quel point. Tu sais, je me suis toujours dit que cette situation serait temporaire. Qu'il faudrait d'abord laisser passer du temps, et qu'ensuite je pourrais tenter d'agir dans l'ombre. Qu'un jour, je pourrais vous retrouver, et revenir la tête haute dans mon pays, sans craindre d'être liquidé, ni de voir ma famille tuée par ma faute. En ayant trouvé l'un de mes messages, tu as accéléré nos retrouvailles, et je ne saurai jamais comment t'en remercier.

— Tu as dit *l'un* des messages ? Parce qu'il y en avait plusieurs ?

— Bien sûr. Combien en avez-vous trouvé ? Il y en avait un, identique, pour chacun de vous.

— Un seul… celui dans le walkman. Où sont les deux autres ?

— Il y en a un au fond des gants de boxe de César, ses gants fétiches. Celui pour ta mère, je l'ai laissé dans une petite boîte de photos de jeunesse. Honnêtement, je pensais que vous les aviez débusqués, mais que vous n'étiez pas parvenus à les déchiffrer. Comment n'avez-vous pas pu les trouver ? J'avais précisément placé les messages dans des objets symboliques…

— … en oubliant que les symboles, c'est ce dont on ne veut plus, lorsque l'on cherche à oublier. Tous ces objets sont restés à la cave, dans un carton. Nous ne les avons plus touchés pendant trois ans. Si je suis allée chercher le walkman il y a quelques semaines, c'est grâce à mamie. C'est elle qui m'a poussée à me reconnecter à toi. C'est grâce à elle, que je suis là aujourd'hui.

L'évocation de sa mère l'émeut profondément, c'est évident.

— Comment va-t-elle ?

— Elle boit toujours autant de café, et je dirais qu'elle va plutôt bien. Tu lui manques viscéralement, à elle aussi, papa.

— Je sais. Enfin, j'imagine.

Il marque une nouvelle pause. À quoi pense-t-il ? À sa mère, qui aurait pu mourir de chagrin de voir son fils partir avant elle ? À ce temps perdu ? Ou au temps qui reste ? J'interromps ses pensées.

— Papa, comment m'as-tu guidée jusqu'ici ?

— Je suis resté en contact avec Javier, le gardien du cimetière. Nous sommes devenus amis. Liés par un terrible secret. Il m'a contacté ce matin, pour me dire qu'une jeune femme se disant canadienne était venue se recueillir sur ma tombe. Que c'était la première fois que quelqu'un venait, qu'elle était jolie, qu'elle pleurait, et surtout, qu'il l'avait prise en photo. Javier m'a envoyé le cliché. Tu ne peux pas savoir ce que j'ai ressenti, lorsque j'ai vu ton visage. La photo était un peu floue, mais c'était une telle évidence. Phoenix. Ma Phoenix, si près de moi.

Seule. Il ne m'a pas fallu longtemps pour décider de tenter quelque chose. Enfin.

Je caresse sa main, et je lui souris.

— Je crois que tu as bien fait, papa.

34
VICTOR

Je pensais débarquer dans une cité bouillonnante, nous sommes dans une petite rue tranquille. La grand-mère de César vit dans un immeuble HLM des années 70 cerné de bâtiments plus anciens. Le soleil est tout juste levé, de nombreuses fenêtres sont allumées. J'imagine l'agitation, les familles se préparant à affronter la froide grisaille en surveillant l'horloge, mais dehors rien de tout cela n'apparaît. Tout est calme.

Le trois-pièces de Sandra est situé au sixième étage. César a les clés, nous entrons à pas de loup, sans frapper. Du salon nous parvient un léger brouhaha, quelques éclats de voix, et puis je reconnais le jingle de *Télématin.*

— Mamie ? C'est moi, César ! Je suis passé te faire un petit coucou !

J'observe le papier peint du couloir, sur lequel de grandes fleurs orangées côtoient des formes géométriques verdâtres évoquant un Vasarely sous anxiolytiques, et soudain Sandra apparaît.

C'est une petite femme dynamique, aux cheveux blancs lorgnant vers le violet, impeccablement rassemblés en chignon.

— Bonjour, mon chéri. Ça pour une surprise !

César se penche, elle lui fait trois baisers sonores, puis elle remarque ma présence. Elle recule légèrement, et je suis frappé par ses yeux. Identiques à ceux de Phoenix, c'en est plus que troublant.

— Bonjour, madame. Je suis Victor. Enchanté de faire votre connaissance.

— Victor, comme… ?

Elle me dévisage, puis s'arrête net. Phoenix lui aurait-elle parlé de moi ? Aucune idée, mais je préfère ne rien dire, et simplement lui tendre la main.

Elle sourit de plus belle et ignore ma main, préférant m'attirer à elle et me gratifier, moi aussi, de bises qui claquent les tympans.

— Entrez, je vous en prie. Installez-vous ici.

Elle désigne un canapé aussi usé que le chat qui y sommeille. César et moi prenons place.

— Vous voulez du café ?

— Avec plaisir.

Sandra s'éloigne vers la cuisine, et j'en profite pour détailler du regard la pièce dans laquelle nous nous trouvons. C'est un salon figé dans le temps. L'ambiance est austère, c'est le moins que l'on puisse dire. Les murs sont recouverts d'une tapisserie épaisse, aux reliefs matelassés jaunis, déchirée par endroits.

Les meubles en bois foncé et les portraits en noir et blanc accrochés çà et là obscurcissent l'atmosphère. Il y règne une odeur d'intérieur calfeutré, trop peu souvent aéré, ayant retenu les poussières et sécrétions diverses d'un chat vieillissant – qui se frotte à ma cuisse, mais que je n'ose pas chasser afin de ne pas vexer mon hôte. Un enfer pour asthmatiques, voilà ce que je me dis, au moment même où une nouvelle voix me tire de ces considérations déco.

— César ? Qu'est-ce que tu fais ici ? Pourquoi n'es-tu pas à Amsterdam ?

César tressaille. Son trouble redouble, c'est visible.

— Ah maman, tu es là ?

Il se tourne vers moi, l'air catastrophé.

— Victor, je te présente ma mère, Marianne.

César et moi nous levons d'un coup. Il ne s'attendait clairement pas à tomber nez à nez avec sa mère. Il l'embrasse, je lui serre la main. Elle me salue poliment, jette un œil vers Sandra lorsque je prononce mon prénom, mais toute son attention est tournée vers son fils. Et sa présence incongrue.

Alors qu'elle le bombarde de questions, je l'observe à la dérobée. Je note un indéniable air de famille avec son fils, et même si ses traits sont différents de ceux de Phoenix, son allure générale est assez semblable. Je sens en elle une même force latente, enfouie sous une apparente fragilité. Je remarque aussi son poing serré, posé sur sa hanche.

César gagne du temps, sa nervosité est si dense que je pourrais presque la saisir entre mes doigts.

Il botte en touche lorsque Marianne pose des questions sur sa présence à Paris, puis il me présente comme un ami, professeur de français à Amsterdam, ayant besoin d'un hébergement pour quelques jours.

J'acquiesce, mais je me garde bien d'intervenir. J'espère juste qu'elle ne va pas me demander de parler en néerlandais.

Je sens le regard de Sandra sur moi. Il est clair qu'elle ne croit pas un mot de ce que César vient d'asséner.

Marianne, elle, écoute son fils raconter :

— Victor m'a payé le billet de train, en échange d'un hébergement en région parisienne. Je n'ai pas pu refuser une telle occasion de venir voir ma maman et ma mamie adorées à Paris. Je sais, j'aurais dû vous prévenir bien sûr, mais…

— Tu te fous de moi ?

César fixe sa mère. Je comprends, au malaise ambiant, qu'elle ne doit pas avoir pour habitude de s'adresser à lui sur ce ton.

— Arrête de me raconter des salades, il n'y a pas de Thalys qui arrive si tôt d'Amsterdam, je le sais, j'ai passé des mois à transiter par la gare du Nord pour aller travailler. Et puis, surtout, ta sœur et toi vous manigancez quelque chose, et j'aimerais bien savoir quoi. J'attendais le retour de Phoenix pour vous en parler, mais puisque tu es là…

— Je ne comprends rien à ce que tu racontes. Nous sommes arrivés hier soir, une copine nous a hébergés en attendant. Et je ne manigance rien, je te dis que je suis juste venu pour vous voir, mais si nous ne sommes pas les bienvenus…

— César, je suis passée à la banque, hier.

César masque mal sa surprise. Aussi mauvais acteur que sa sœur, c'est la pensée qui me traverse l'esprit. J'aimerais pouvoir l'aider, mais sur cette histoire de banque je ne vois pas ce que je pourrais dire. Marianne continue :

— L'agence m'a appelée. La conseillère m'a demandé de venir, tout en m'indiquant avoir constaté un retrait d'argent, sûrement frauduleux, en Colombie.

César et moi sommes tétanisés. Nous évitons de nous regarder.

Marianne est lancée.

— Je me suis dit qu'il ne me manquait plus que ça, je me suis tapé le RER pour retourner à Paris, pensant que le problème avait eu lieu sur mon compte. Lorsque je suis arrivée, j'ai constaté que c'était en réalité sur celui de Phoenix. Puisque j'ai procuration sur son compte – comme sur le tien, d'ailleurs –, la conseillère n'a pas cherché à comprendre, elle m'a contactée. Je l'ai remerciée de cette attention, et lui ai confirmé que personne n'était allé en Colombie, et qu'il s'agissait de retraits pirates. Elle a aussitôt bloqué la carte.

Je tressaille. César pense à la même chose que moi. Phoenix se retrouve donc seule en Colombie, sans moyen de paiement. J'espère qu'elle a retiré suffisamment d'argent avant la mise à mort de sa carte. César ne perd pas son sang-froid et parvient malgré tout à répondre :

— Tout est bien qui finit bien, alors, maman. Heureusement que tu es vigilante.

— Ça n'est pas terminé, mon fils. Pendant qu'elle s'activait sur son écran, la conseillère – avec laquelle j'avais sympathisé à l'époque du décès de papa… – m'a lancé tout gentiment : « Ils ont changé, vos enfants, vous devez être fière des adultes qu'ils sont devenus. » J'ai commencé par la remercier, et puis je me suis demandé de quoi elle parlait. À ma connaissance, aucun de vous n'était venu à la banque depuis longtemps. Aucun de vous n'avait de raison d'y passer. Alors j'ai posé quelques questions. J'ai prêché le faux pour savoir le vrai, comme on dit. Pour comprendre dans quelles circonstances elle vous avait vus tous les deux. Je lui ai dit que oui, j'étais fière de vous, que la dernière fois, je vous avais chargés de venir faire « une opération », et je voulais savoir si vous vous étiez bien comportés. Elle m'a répondu avec un grand sourire que mon fils avait été déçu de ne pas pouvoir accéder *au coffre*, mais qu'il était resté très poli et gentil. *Au coffre*. Les bras m'en sont tombés, tu imagines bien. Alors ça suffit les conneries, César. Qu'est-ce que c'est que cette histoire de coffre ? Tu mens à ta mère, maintenant ? J'attends tes explications.

César s'est décomposé. Il est livide. Marianne, elle, est très remontée. Elle a haussé la voix, tout au long de sa tirade, et se tient maintenant immobile, les bras croisés, en position de défi.

— Et vite !

Cette fois-ci, Marianne a hurlé, et nous avons tous deux sursauté.

Je lis dans le regard de César une grande détresse. Il se met à pleurer.

Marianne ne s'attendait pas à ça. Son expression change instantanément, elle se précipite vers César, le prend dans ses bras.

— Pardon, mon tout-petit. Je ne voulais pas te faire peur. Je ne voulais pas m'énerver. Je veux juste que tu me dises la vérité, tu comprends ?

César regarde sa mère, mais ne parvient pas à se calmer. La pression, la peur de l'inconnu, tout ce qu'il a réussi à planquer depuis des semaines sous un vernis d'humour et d'optimisme forcené vient violemment de refaire surface.

Il faut de longues minutes pour qu'il reprenne son souffle. Pendant tout ce temps, je reste immobile, Sandra m'observant discrètement.

Une fois l'émotion retombée, César n'a pas d'autre choix que d'expliquer à sa mère les événements de ces dernières semaines.

Et le danger, pour nous tous.

Puisque les présentations sont officielles, je me permets d'intervenir dans la conversation, sans toutefois me substituer à César.

À mesure que Marianne et Sandra découvrent les différents éléments en notre possession, toutes deux, contrairement à ce qu'imaginaient Phoenix et César, se redressent. Elles sont touchées, bien sûr, mais elles font face. Marianne prend la parole :

— Je suis terrorisée, horrifiée par tout cela. Vous auriez dû m'en parler avant. Je ne suis pas en sucre. J'aurais pu vous aider, d'une façon ou d'une autre.

— Je suis… désolé, maman.

— Ne le sois pas. C'est tellement beau, ce que vous êtes en train de réaliser. Je suis fière de vous ! Fière d'avoir mis au monde deux si belles personnes !

Les yeux de Marianne brillent. Elle enlace César, de nouveau. Puis elle ajoute :

— Même si j'ai peur pour vous, pour nous tous, je pense fondamentalement que vous agissez comme il le faut. Quant à vous, Victor, soyez remercié pour ce que vous êtes en train d'accomplir. Votre courage est admirable.

— Et je suis pour ma part honorée de vous accueillir chez moi, ajoute Sandra. Vous pourrez rester le temps qu'il faudra.

César a repris des couleurs. Je pense qu'il se rend compte qu'il a sous-estimé sa mère. Qu'en réalité elle est bien plus forte qu'il ne le croyait. Qu'elle les aurait peut-être épaulés. Mais il n'est plus l'heure de se poser des questions de ce genre. Il faut agir, vite.

César reprend la parole :

— Sans vouloir casser l'ambiance, je crois que notre nouvelle priorité, c'est de protéger Phoenix. Il est neuf heures du matin ici, donc c'est la pleine nuit en Colombie, mais il faut l'appeler maintenant. On doit absolument la prévenir qu'elle va se trouver très vite à court d'argent, et que d'ici vingt-quatre heures, des gars de Lumière seront sûrement à ses trousses. Le tout en essayant de ne pas trop la faire paniquer…

35
PHOENIX

À mon tour, j'explique à mon père toutes nos découvertes.

Et notre volonté de faire tomber Lumière.

— Vous êtes fous, mes enfants. Vous vous mettez en grave danger. Et ce Victor, es-tu bien certaine de pouvoir lui faire confiance ?

Je pense à la nuit que Victor et moi avons vécue. À ses mots, au moment de me dire au revoir. À toutes ces émotions par lesquelles il est passé, et dont j'ai été témoin au cours de ces dernières semaines. Je n'ai aucun doute, je le lui dis.

— Très bien. Dans ce cas, je crois qu'il est temps de joindre nos atouts respectifs.

— Nos atouts respectifs ? Je ne suis pas sûre de te suivre, papa…

Mon père me regarde, une lueur de malice dans les yeux, cette fois-ci.

— La situation a bien changé, depuis trois ans. Nous nous mettons en danger dès lors que nous voulons agir contre Lumière... Mais nous sommes aujourd'hui en 2015, et nous ne sommes plus seuls.

Je le regarde, sans savoir où il veut en venir.

— Le moment est charnière. Les sans-voix sont en train de s'organiser. Les étincelles sont en train de s'unir afin d'allumer un grand feu.

— Papa, s'il te plaît, je ne comprends rien.

— Tu es toujours aussi impatiente, à ce que je vois, et tu as bien raison. Depuis quelques semaines, je suis parvenu à entrer en contact avec des personnes de l'organisation Greenwatch, ici, en Colombie.

Greenwatch. Je pense à Yohann. Aux jardiniers d'Alès. Greenwatch est définitivement du côté des victimes de Lumière.

Papa continue.

— Moi, je ne maîtrisais absolument rien de tout ce qui était canaux anonymes, cryptés... mais Greenwatch est équipée en spécialistes. Ils savent faire. Je leur ai passé une copie de mon étude, sans révéler mon identité. Quand ils ont été convaincus que nous étions dans le même bateau, j'ai accepté de rencontrer en secret un haut responsable, qui m'a expliqué que Greenwatch est en train de préparer, avec l'aide de grands quotidiens européens, un dossier explosif sur Lumière. Une compilation de témoignages de victimes et d'avis scientifiques qui se sont élevés ces derniers mois contre le Clear : aujourd'hui, les voix discordantes sont nombreuses, Lumière ne peut décemment pas tuer tout le monde, c'est impossible, il y a trop de détracteurs. Et puis, il y a aussi des résultats d'études très sérieuses qui s'apprêtent à être publiés dans des journaux scientifiques courageux, ayant fait savoir à Greenwatch qu'ils étaient prêts à accueillir les articles et à les étudier en comité restreint de gens de confiance. C'est en regroupant tous les efforts que les choses pourront changer. Seul, je ne pouvais rien. Unis, nous pouvons faire vaciller Lumière, j'en suis convaincu. Une fois le scandale révélé, la médiatisation de mon histoire me protégera des représailles de Lumière. Alors je pourrai rentrer en France : on peut tuer dans l'ombre, pas sous le feu des projecteurs.

Le visage de mon père a changé. Je sens en lui une grande ferveur. Un élan d'optimisme et d'espoir qui me contamine.

— Papa, c'est formidable. Mais bon Dieu, qu'attendent tous ces gens… et qu'attendais-tu pour nous contacter ?

Il pose sa main sur la mienne, et me regarde avec une intensité nouvelle.

— Certaines choses sont en place, c'est vrai. Mais tout ça est très récent, et d'après les dirigeants de Greenwatch, tenter d'entrer en contact avec vous aurait pu saborder l'ensemble de l'opération, et nous mettre tous en danger. Car de leur propre aveu, il manque l'essentiel. Ce qui a permis aux derniers grands scandales d'éclater : des documents internes, qui prouveraient la culpabilité de Lumière dans des falsifications d'études, dans l'achat de chercheurs, et dans les assassinats d'opposants comme Serena. Pour cela, il manque un élément fondamental. Une *personne* fondamentale. Quelqu'un qui aurait accès à ce genre de dossiers, et qui aurait le cran de rejoindre le mouvement. D'être, en quelque sorte, le porte-drapeau de l'alerte, malgré tous les risques que cela suppose.

Je frémis.

La personne que mon père décrit, c'est Victor.

Mon père aussi l'a compris.

— Papa, tu te rends compte qu'avec les découvertes de Victor et de César, nous sommes en train de réunir les documents internes concernant les corruptions, les falsifications d'études…

— Je sais, ma chérie. C'est déjà beaucoup. Mais je sais aussi que Greenwatch considère comme prioritaire le fait de déclencher des enquêtes sur les meurtres d'opposants. Ils sont convaincus que ces assassinats directs provoqueraient une émotion immédiate, plus forte que tout ce qui pourra se raconter sur le Clear. Dans l'esprit du public, feindre d'ignorer, dissimuler ou fausser des études, ça n'est pas du tout la même chose que commanditer des meurtres.

— Et qu'ont-ils en leur possession aujourd'hui ?

— Pas grand-chose, de ce point de vue-là. Mon témoignage, et celui de deux autres familles qui acceptent d'évoquer leurs doutes… ça ne tient pas la route. Il n'y a pas, dans ces trois cas, d'élément nouveau permettant de rouvrir les enquêtes de police.

Je réfléchis quelques instants.

À vrai dire, mon cerveau tourne à plein régime.

Nous sommes si proches du but…

Des milliers de personnes sont mortes à cause du Clear. Lumière en a tué d'autres… combien ? Comment faire rouvrir les enquêtes sur les disparitions accidentelles d'opposants ? La pièce manquante du puzzle. Celle qui peut tout faire basculer.

Je continue de réfléchir, et soudain, je sais.

— J'ai une idée. Il faut appeler Victor et César. Tout de suite.

Il est deux heures du matin, ici. Ce qui signifie neuf heures en France. Horaire acceptable, donc.

Je prends conscience du choc que cela va être pour mon frère, lorsque la connexion sera établie. Mais un choc tellement bon… J'ai hâte d'en être le témoin privilégié.

Je suis dans un état d'excitation extrême lorsque je dis à mon père :

— Papa, prépare-toi, tu vas revoir ton fils.

36

SANDRA

J'ai bien fait de me lever, ce matin.

Voilà ce que je me dis, alors que j'observe, écoute autour de moi. Souvent, quand on commence à... disons, prendre de l'âge... on devient un élément négligeable du décor, on nous parle comme à des demeurés, ou bien on nous ignore. On considère sûrement qu'on ne fait plus partie de la vraie vie, celle des adultes responsables qui ne vont pas caner demain en glissant dans leur baignoire. Je n'ai jamais compris pourquoi passé quatre-vingts ans, le regard des jeunes générations changeait autant. Le bon côté des choses, c'est que ça marche aussi dans l'autre sens : les vieux, ça attendrit, et un ado rebelle peut se transformer en un docile agneau dès lors qu'un croulant lui demande un service. Comme si le troisième âge était une sorte de magie, capable de transformer les comportements. Cela étant dit, j'exagérerais si je refusais d'admettre que nous, les vieux, nous changeons. Même si la tête est encore en parfait état de marche, il faut bien avouer que parfois le corps est moins vaillant.

Toujours est-il que dans mon entourage – c'est cucul la praline de dire ça mais j'assume –, mes rayons de soleil, ce sont mes petits-enfants. Pas parce qu'ils deviennent mièvres et doucereux à mon contact, non, bien au contraire : parce qu'ils restent ceux qu'ils ont toujours été, attachants et politiquement incorrects.

Bien sûr, ils ont souffert. Je ne suis pas aveugle. J'ai bien compris les blocages de Phoenix, l'abandon du piano du jour au lendemain pour se lancer dans une passion pour le sudoku et les potins des *Gais-Lurons*. J'ai bien vu la gueule bleutée de César, la nécessité de faire sortir toute la rage qu'il garde en lui. Mais ils ont toujours conservé… je ne sais pas… quelque chose de furieusement vivant. Une envie d'abattre des montagnes, une lueur cachée au fond de leur résignation.

Bien sûr, Marianne a été détruite. Elle non plus n'est pas née avec la passion des tupperware et des conversations polies avec sa sympathique belle-mère. Elle aussi rêvait plus grand pour elle, pour ses enfants. Elle aussi a enseveli ses aspirations.

Mais les rêves ne s'enterrent pas si facilement. Un jour ou l'autre, ils refont surface. Et ce jour-là, après une période d'incubation, ils reviennent, grandis, plus forts que jamais.

Ce matin, sous le haut patronage de ce beau garçon aux cheveux bien en place et au regard bleu qui a réveillé le cœur de ma Phoenix, ce qui se joue entre Marianne et César, c'est bien plus qu'une discussion âpre et passionnée. C'est l'histoire de leur vie. Je ne suis pas sûre qu'ils en soient conscients. À vrai dire, je sais qu'ils n'en sont pas conscients. Pour que ce genre de pensée vienne s'ancrer dans un cerveau, il faut avoir du recul, la capacité de dépasser l'émotion de l'instant, et un peu de bouteille. Je crois pouvoir affirmer que j'ai les trois. Alors cette scène invraisemblable au cours de laquelle Marianne découvre d'un seul coup que ses enfants lui mentent, qu'ils sont en train de réaliser des choses incroyablement dangereuses, mais aussi incroyablement courageuses, et qu'il est nécessaire d'agir maintenant... cette scène, c'est une scène de résurrection. C'est la première fois depuis trois ans que j'ai le sentiment de retrouver la Marianne que je connaissais, la Marianne dont mon Charlie – paix à son âme – est tombé fou amoureux.

*

Le joli garçon sort son ordinateur, le pose sur la table du salon. César s'assied devant, et Victor – c'est ça, il s'appelle Victor – à côté de lui.

Moi, les ordinateurs, ça n'est pas trop mon truc. Ça ressemble au cliché de la vieille qui n'y connaît rien et que ça n'intéresse pas, mais la vérité, la voici : je n'ai *pas envie* de m'y mettre. Ça ne me fait *pas envie* du tout, quand je vois ces hordes de gens penchés sur leur écran, qui ne s'adressent pas la parole alors qu'ils sont au restaurant ensemble, tous ces jeunes qui ne s'envoient plus que des SMS bourrés de fautes d'orthographe, tous ces couples qui bâillent devant les réseaux sociaux et qui ne baisent plus – pardonnez-moi, mais de mon temps, on n'avait rien d'autre à faire alors on baisait ! Bref. Oui, c'est une manie dans cette famille, de dire bref. Je ne sais pas de qui ça vient, peut-être de moi, d'ailleurs.

Bref.

Marianne rôde autour de nous, elle demande à chacun s'il veut un verre d'eau, chacun répond que non, moi je réponds que oui, alors que je n'ai pas soif – c'est juste pour lui faire plaisir, pour qu'elle arrête de tourner en rond.

Il n'y a pas assez de place autour de la machine, alors Marianne vient s'asseoir près de moi. Sur le canapé des plus de quarante ans, c'est ce que je me dis, mais ça reste dans ma tête, bien entendu, je ne suis pas impolie tout de même.

Une musique retentit. Un peu bizarre et répétitive, mais assez jolie.

Marianne et moi, on ne voit pas l'écran, on a juste le son.

— C’est Phoenix qui appelle, indique le beau garçon.

— Parfaitement synchro. À la limite du sixième sens, ajoute César.

C’est typique de mon petit-fils, ça. Quand il est gêné ou stressé, il fait des blagues. Je ne les comprends pas toutes parce que souvent il y glisse des mots anglais, ou pire, des termes informatiques, mais à chaque fois, je souris. Je fais de mon mieux pour jouer la vieille parfaite.

La voix de Phoenix est un peu entrecoupée, comme quand quelqu’un passe dans un tunnel. César dit quelque chose comme « Robopop, sors de ce corps »… ou bien est-ce Robotop ? Bref. Personne n’a rien pigé de ce que Phoenix a dit, mais tout le monde fait semblant. Je crois quand même avoir entendu le mot « surprise », mais je n’en suis pas certaine.

Marianne, elle, se ronge les ongles en regardant par la fenêtre, et en agitant sa jambe frénétiquement. Elle est ailleurs. Elle se fait du mauvais sang pour sa fille, pour son fils. Je la comprends, alors je ne dis rien.

Je regarde le visage de César. D’abord parce que je le trouve beau. Et aussi parce qu’il s’y passe de drôles de trucs. Il scrute l’écran, en silence. Au début je pense qu’il attend quelque chose, mais son expression change. Il ouvre la bouche, mais aucun son ne sort. Si j’étais équipée d’un sonotone, j’aurais l’impression de l’avoir mal réglé. Mais j’entends parfaitement, et justement je n'entends rien d'autre que la respiration saccadée de César. Et puis quelques soubresauts, comme un hoquet. Je plisse les yeux et observe mieux. César sourit. Puis son sourire s'éteint. Puis il sourit de nouveau. Il regarde Victor, puis Marianne, puis moi. À chaque fois, le même sourire furtif. Il revient à l'écran, et ça devient vraiment étrange. Il se met à pleurer. Il pleure, il rit, et il répète « ça n'est pas possible ». Mais tout en lui indique que ça a l'air possible. Marianne et moi voulons nous lever, mais il nous fait signe de rester assises. Il garde le silence, soulève l'ordinateur – incroyable comme c'est léger ces petites choses-là –, et il nous sourit comme un bêta, tout en avançant, et tout en continuant à pleurer.

Je regarde Victor, mais lui aussi fait des mimiques fantaisistes. Eh bien dis donc, on n'est pas rendus, avec ces deux-là !

César s'assied sur le canapé, entre sa mère et moi, l'ordinateur sur ses genoux.

Marianne penche sa tête vers l'écran, pousse un cri, et fond en larmes.

Mais qu'est-ce qu'ils ont tous, à la fin ?

— Bon sang de bonsoir, laissez-moi voir ce que…

Je m'arrête net.

Je reconnais immédiatement ses yeux.

Une mère, ça n'oublie pas les yeux de son enfant. Ils sont gravés dans la chair.

Ses yeux si beaux, si parfaits.

Je le contemple. Il m'observe en retour.

Il sourit. Et puis, il dit :

— Bonjour, maman.

Mon regard se trouble.

Mais je vois toujours ses yeux. Je ne vois qu'eux.

Ses yeux qui n'ont jamais quitté mes pensées. Ses yeux clairs si sensibles, auxquels j'essayais tant bien que mal de faire porter des lunettes de soleil, l'été, sur la plage des Pesquiers. Ses yeux délicats, qui m'ont toujours regardée comme si j'étais la septième merveille de l'Univers. Qui me remplissaient d'amour, de joie, de fierté.

J'aurais donné ma vie pour revoir ses yeux.

Ils sont là, devant moi. Irréels.

Et moi, je suis toujours vivante.

Je ne sais pas si je dois me taire ou crier. Alors je me penche vers l'écran et je réponds simplement :

— Bonjour, mon fils.

37
PHOENIX

Cet instant est incroyable.

Je n'aurais pas pu l'imaginer, même dans mes rêves les plus fous.

Il n'est sûrement pas donné à grand monde d'assister, en direct, à de telles déclarations d'amour. L'amour qui circule depuis quelques minutes à travers les ondes et les continents, je crois bien qu'il pourrait saturer les lignes, provoquer des désastres technologiques majeurs.

Je retiens quelques instants suspendus. Quelques portions de bonheur, qui laisseront leur empreinte indélébile dans mon cœur.

Lorsque mon père a regardé ma mère, et lui a dit, la voix serrée, qu'elle était toujours aussi belle, et qu'elle lui a fait cette réponse, déchirante de douceur : un timide « merci » étranglé par l'émotion.

Lorsque ma grand-mère, le visage baigné de larmes silencieuses, a déclaré qu'il était temps qu'il rentre, parce qu'il était bien trop maigre, qu'elle allait lui préparer son plat préféré, et qu'ensemble, ils se gaveraient de souvenirs.

Lorsque César a dit « je t'aime » à mon père, probablement pour la première fois de son existence. Il a tellement regretté de ne pas le lui avoir dit, avant. Alors je sais que pour lui, ces petits mots sonnent comme une libération. Une absolution.

Lorsque Victor m'a regardée moi, à travers l'écran, qu'il m'a souri, et que nous nous sommes compris, sans rien dire.

Lorsque tout ça s'est produit, j'étais là. J'étais présente. Et même si je devais mourir demain, ce que j'ai vécu aujourd'hui, personne ne me l'enlèvera. Je l'emporte avec moi.

*

Bien entendu, papa veut tout savoir de la vie de maman, de César, de mamie… et eux veulent tout savoir de ce prodige.

Mais il faut bien que je reprenne le contrôle de la discussion, car nous n'avons pas de temps à perdre. Les retrouvailles seront pour plus tard. Ou jamais, si on ne se dépêche pas. C'est ce que je leur dis, tel quel. Je jette un froid, avec une telle phrase, je le sais et j'en suis désolée. Mais nous n'avons pas le choix.

Papa explique ses liens avec Greenwatch, et je vois l'espoir renaître dans les yeux de mon frère et de mon amoureux. Il y a deux mois, je ne connaissais pas Victor, et désormais je pense à lui en ces termes. C'est surprenant, mais tout ce qui s'est passé ces derniers temps a été tellement dense que mes sentiments se sont accélérés, concentrés. Je sais bien que Victor est malade, je sais bien que notre histoire pourrait ne pas durer, mais peu importe. Aujourd'hui je me rends compte que le temps est une denrée précieuse, et que l'on n'a que deux options pour l'utiliser : soit on se lamente sur d'impossibles futurs, soit on vit l'instant présent. J'ai fait partie de l'équipe lamentation, pendant trois ans. J'ai résolument intégré la seconde.

C'est à mon tour de parler de mon idée.

Je vois bien que tout le monde est suspendu à mes lèvres, et ça me fait marrer intérieurement, cette équipe de bras cassés : un revenant, un cancéreux, une dépressive étonnamment fraîche, un geek hypersensible, une vieille buveuse de café qui ne s'en laisse pas conter. Sacrée bande de losers, sur le papier. Et pourtant, je suis plus confiante que jamais.

Je commence.

— Victor, tu as toujours le listing des « Personnes influentes », celui dans lequel figuraient les noms de papa et Serena, dans la case « À surveiller » ?

— Oui, bien sûr, je l'ai toujours. Je n'ai plus accès au réseau, mais j'ai tout ce qui est stocké sur mon disque dur.

— Ce fichier, à ta connaissance, il est actualisé tous les ans ?

— Je pense. Peut-être même tous les six mois.

— Parfait. Est-ce que tu peux regarder lesquels tu as en ta possession ? Seulement celui que nous avons consulté, ou bien d'autres ?

— Celui que nous avons vu ensemble, c'était le seul dans lequel la recherche du nom de Charles s'est révélée positive. Mais je pense que j'en ai d'autres. Attends, je regarde.

Victor se tourne vers le reste de la famille.

— Désolé, je vais devoir chercher dans mes dossiers, et donc enlever l'image quelques instants.

Gros soupirs d'insatisfaction dans la salle.

Moi, j'ai toujours l'image, puisque la caméra de Victor est restée active. Je l'observe, en très gros plan, froncer les sourcils et balader ses yeux un peu partout sur l'écran. Mon père se penche vers moi et me glisse qu'il n'est pas mal du tout. Que c'est un très bon choix. Je lui réponds que c'est forcément un très bon choix, puisque c'est le mien. Il éclate de rire. Les autres nous demandent ce qui nous arrive, mais nous gloussons sans répondre. Gros soupirs de l'autre côté, de nouveau.

— J'ai les fichiers correspondant aux quatre dernières années.

Je réfléchis un instant.

— OK. C'est un bon début. Mais ça ne sera pas suffisant.

— Tu peux nous expliquer ce que tu as en tête, sœurette ? On n'a pas trop le temps de jouer aux devinettes, là !

— Il faudrait récupérer l'historique de ce fichier, depuis disons… quinze ou vingt ans. Mon idée, ce serait d'essayer d'identifier d'une année sur l'autre les personnalités qui disparaissent du listing, notamment celles qui disparaissent de la catégorie « À surveiller », et qui ne réapparaissent jamais. Pour ces personnes-là, il faudra ensuite rechercher si elles ne sont pas décédées accidentellement, comme Serena. À mon avis, on risque aussi de trouver des personnes qui changent de catégorie, avec le temps : des personnes « à surveiller » qui basculent dans la catégorie « favorables ». Pour celles-ci, il s'agira de vérifier si leur posture médiatique vis-à-vis de Lumière n'aurait pas subi un retournement de veste en règle.

Tout le monde reste silencieux un moment.

C'est ma grand-mère qui brise le silence.

— Eh bien moi, j'ai rien compris.

Le silence se transforme en rire nerveux. Puis Victor prend la parole :

— C'est brillant, Phoenix, tu as parfaitement raison. L'accumulation des correspondances entre disparitions dans ce fichier et dans la vraie vie conduira forcément la police à rouvrir des enquêtes, d'autant que ficher des gens comme ça est totalement illégal. Couplé à ce que nous avons déjà et à ce que Greenwatch est en train de préparer avec tous les autres lanceurs d'alerte, ça devient plus qu'explosif, mais… il y a un mais… de taille.

C'est César qui s'insère dans la conversation. Il continue.

— Nous n'avons plus accès au réseau. Plus rien. Nada. Que dalle.

César et Victor nous expliquent le blocage, le danger qui s'approche à grands pas. Maman en profite pour m'expliquer, d'une voix blanche, que je n'ai plus d'argent. Papa la rassure : il m'en donnera, même s'il ne roule pas sur l'or, étant donné qu'il travaille comme saisonnier aux champs ou dans la restauration – je n'avais pas cette information, et elle me serre le cœur. Je sais ce que c'est que d'abandonner sa passion. Je ressens les vibrations de sa peine jusque dans mes membres.

Mais nous n'avons pas le temps de nous lamenter. Je reprends la parole :

— Victor, est-ce que ces documents sont dans les données aspirées hier ?

Il secoue la tête.

— Ils n'y sont pas. Je sais sur quel serveur ils se trouvent. Sur celui de la direction des relations publiques. Pas sur celui de la R & D.

— *Fuck*.

— Surveille ton langage, ma chérie.

— Pardon, papa.

Même après trois ans d'absence, les vieux réflexes de mon père reviennent à une vitesse folle. Ça me fait tout drôle, parce que c'est tellement bon, cet îlot de normalité au cœur de l'extraordinaire.

Victor a l'air pensif. Il avance vers la caméra.

— J'ai peut-être une idée.

Cinq paires d'yeux se braquent sur lui.

— Ces fichiers-là sont aussi stockés chez notre prestataire, sur le serveur de l'agence de relations publiques qui gère les dossiers dits « sensibles » chez Lumière. Je pourrais tenter de leur demander de me transmettre ces documents.

— Bah voilà, pourquoi tu l'as pas dit plus tôt ?

César s'enflamme. Je le comprends, mais il faudrait qu'il laisse Victor finir.

— Ça n'est pas si simple. Je ne suis pas censé demander ce genre de chose. Ça n'est pas dans mes prérogatives, mais dans celles de mon chef, Herbert Jameson.

Papa se raidit, en entendant ce nom.

Victor continue.

— La seule solution, c'est un coup de bluff. Mais qui va nécessairement précipiter les choses. Que j'échoue ou que je réussisse, Lumière n'aura plus aucun doute sur mes intentions. Avec les fuites de fichiers, ils peuvent encore imaginer que quelqu'un a pu se servir de mes identifiants d'accès, usurper mon identité. Si je fais cette tentative, c'est un aveu complet. L'échéance du danger n'est plus, pour moi, dans quelques jours, mais dans quelques heures.

Tout le monde encaisse l'information. Je me mets à trembler.

Maman, restée en retrait jusqu'alors, n'a pas perdu une miette de la conversation. Elle prend la parole :

— Mais… est-ce que vous avez vraiment besoin de prendre ce risque ? Est-ce que vous n'avez pas déjà suffisamment ?

C'est mon père, qui lui répond.

— Nous avons déjà beaucoup, c'est vrai. Mais ce dernier élément peut donner une tout autre dimension à l'ensemble, et permettre que justice soit rendue aux familles ayant vécu la même chose que nous. Pour qu'un jour les morts de Serena et de tous les autres soient punies.

Une longue minute s'écoule, sans que personne ne parle.

Un instant de calme, avant la dernière bataille.

Contre toute attente, c'est la voix de ma grand-mère qui met fin au recueillement, et qui lance :

— Eh bien mon petit Victor, vous n'avez pas un coup de fil à passer ?

V
RISQUE D'EXPLOSION

38
VICTOR

Je n'ai que deux heures pour agir.

Il est dix heures trente, nous sommes un mercredi.

Le comité exécutif de Lumière – les six plus hauts dirigeants de l'entreprise, la garde rapprochée d'Angélique Sartre – se réunit tous les mercredis de neuf heures trente à douze heures trente, dans la salle sécurisée que l'on nomme « le bunker ». Comme l'exige le règlement de la société, Herbert Jameson et tous les autres ont donc laissé leurs smartphones et ordinateurs dans les casiers prévus à cet effet, dès leur arrivée. Avant neuf heures trente, je suis certain que l'information concernant les fuites de documents était encore en cours de vérification au sein du service sécurité informatique. Donc en principe, Herbert n'est ni joignable ni au courant de quoi que ce soit. En principe. Mais je ne peux pas me contenter d'un « en principe ».

Je dois m'assurer qu'Herbert est bien dans cette salle, sans possibilité d'être joint. Sinon, je sais exactement ce qu'il se passera, lorsque j'exigerai que l'on m'envoie l'historique des fichiers des personnalités influentes : le prestataire me répondra qu'il ne peut rien sans l'autorisation de Jameson, il lui passera un coup de fil pour obtenir son approbation, et moi je serai foutu.

Pendant que je réfléchis, toute la famille de Phoenix m'observe. C'est assez intimidant – voire paralysant. Phoenix s'aperçoit de mon trouble, qui augmente à mesure que l'effet des antalgiques s'amenuise. Elle me demande ce qui me préoccupe, je le lui explique.

— La seule personne à laquelle je peux m'adresser pour aller jeter un œil sans éveiller de soupçon, c'est mon assistante, Annie. Le problème, c'est que je ne peux pas lui demander de me dire explicitement si le casier réservé au portable d'Herbert est bien fermé, c'est trop risqué.

Phoenix se mord la lèvre. Elle a une idée en tête, c'est évident.

César intervient avant moi.

— Tu te mords la lèvre. Et quand tu te mords la lèvre, c'est que tu penses à quelque chose.

— À quelqu'un, plutôt. À ma chef, au service restauration de Lumière. Karine.

César et moi nous regardons. Phoenix ne nous a jamais parlé de cette Karine.

— Karine est… je suis sûre qu'elle acceptera sans poser de question. Elle pourrait se rendre sur place, et me confirmer ce dont nous avons besoin.

— Pourquoi accepterait-elle de faire une chose pareille ?

Je regarde Phoenix, qui se mord encore la lèvre, mais cette fois-ci, c'est un signe de gêne.

— Parce que Karine me doit un service. Faites-moi confiance, je sais que je peux compter sur elle.

⋆

Phoenix appelle Karine, elle lui explique sa demande sans jamais prononcer un quelconque mot qui pourrait mettre Karine dans l'embarras, si un jour ses appels devaient être passés au crible. Dix minutes plus tard, Karine envoie un simple et innocent SMS à Phoenix : *Tout va bien.*

J'avale un nouveau cachet de paracétamol, mais je sais que c'est surtout la tension, l'exaltation qui me permettent de tenir malgré la fatigue et la fièvre.

À l'instant où je compose le numéro de l'agence prestataire, ce que je ressens est très similaire à la montée d'adrénaline qui précède un saut. Et c'est presque cela : je m'apprête à sauter dans le vide, sans savoir si mon parachute sera, cette fois-ci, suffisamment solide pour m'empêcher de m'écraser au sol.

Je prends ma voix la plus déterminée. Ma voix de chef-qui-n'a-pas-de-temps-à-perdre-et-qui-attend-de-l'efficacité-et-aucune-discussion.

À l'autre bout du fil, Martin Terzen, mon contact principal, le directeur de l'agence en personne. J'ai décidé qu'il fallait taper haut tout de suite, afin d'appuyer l'importance et l'urgence de ma demande.

— Bonjour, Victor Enders à l'appareil.

— Bonjour Victor, comment allez-vous ?

— Je vais bien, merci. Herbert est sorti de réunion de crise deux minutes, pour me demander en urgence le listing des personnes influentes. Il est dans « le bunker ».

— Bien sûr Victor, je vous l'envoie tout de suite.

— Il m'a demandé l'historique de ce listing sur les vingt dernières années.

Silence, de l'autre côté. Accélération du rythme cardiaque, de ce côté-ci.

— Martin ? Vous m'avez entendu ?

— Oui, je vous ai parfaitement entendu, Victor. Mais je ne peux pas vous envoyer ça comme ça, j'ai besoin de recevoir l'accord d'Herbert ou d'Angélique, directement.

— Je ne suis pas assez important, c'est ce que vous voulez dire ?

— Non, pardon Victor, ce n'est pas du tout ça ! C'est juste…

— C'est pourtant ce que vous avez dit.

Mon cœur s'emballe. Je n'ai pas l'habitude d'être aussi cassant. Phoenix me fait de grands gestes d'encouragement.

— Victor, des procédures existent. Je dois les appliquer. Je suis désolé.

— Très bien, je comprends et je respecte cela. Permettez-moi juste de vous alerter sur ce qui va se passer dans les heures qui viennent. Lorsque Herbert me réclamera les documents, je lui dirai simplement que vous, Martin, avez refusé de me les fournir. Il me demandera si vous avez compris le caractère d'urgence, si je vous ai parlé de gestion de crise, je lui répondrai : « Oui, bien sûr. Il n'a rien voulu savoir. Il a préféré appliquer les procédures et mettre l'entreprise dans l'embarras. » Vous connaissez Herbert, j'aurai beau lui parler de votre intégrité morale, je ne suis pas certain qu'il sera très à l'écoute. À mon avis, la prochaine procédure à laquelle vous devrez faire face, ce sera une procédure d'appel d'offres. Afin de changer d'agence.

J'ai tout donné, dans ce long monologue condescendant et menaçant.

Martin Terzen tergiverse. Le silence est bon signe, dans ce cas précis.

Je retiens mon souffle.

— OK, très bien, Victor. Je vous envoie ça d'ici deux heures.

— Vous avez trente minutes.

— Mais c'est imposs…

— Vous auriez pu en avoir quarante-cinq, si vous ne m'aviez pas fait perdre mon temps. Trente minutes pour une vingtaine de fichiers, ça ne me semble pas insurmontable. Oh, et pour aller dans votre sens, étant donné le caractère sensible de ces fichiers, évitez de me les envoyer par mail. Déposez-les sur votre serveur à l'agence, et envoyez-moi par SMS le lien pour les télécharger. Comme ça, ils ne transiteront pas inutilement par le web. On n'est jamais trop prudent.

— Vous avez raison, je vais faire comme cela. Je reviens vers vous dès que possible.

— Merci, Martin. Je suis sûr qu'Angélique et Herbert vous en seront reconnaissants.

— Je vous en prie, Victor. Merci de votre confiance.

Je raccroche, puis je pousse un grand cri de joie.

César fait une petite danse de la victoire, les autres applaudissent.

Et moi, je dois fuir au plus vite.

*

Trente minutes plus tard, je monte dans un taxi.

Direction l'aéroport de Roissy-Charles-de-Gaulle.

Je n'ai encore rien reçu. J'hésite à rappeler Martin, mais il est encore tôt. Le temps que je lui ai accordé n'est pas suffisant. Même en faisant le maximum, il va lui falloir au moins une heure pour réunir les documents et me les envoyer.

Dès qu'Herbert sortira de sa réunion – soit dans moins d'une heure trente –, il trouvera des appels de

Martin, lui demandant de lui confirmer l'ordre de mission. Dès lors, je serai en danger immédiat, sous la menace des « hommes de Lumière », ces ombres bien réelles. Et dans quelques heures, je serai officiellement accusé d'avoir volé des documents sensibles, de nature à déstabiliser l'entreprise.

Sur le chemin de Roissy, je consulte la liste des vols en partance pour la Colombie. Le prochain est dans quatre heures, c'est bien trop tard. Il faut que je quitte la France dans les deux heures qui viennent. Je pars sans bagage, je peux monter dans le premier avion qui aura une place libre.

★

Lorsque je reçois finalement le lien vers les fichiers, il est plus de midi.

Je suis dans la zone d'embarquement. J'ai trouvé une place sur un vol pour Mexico qui décolle dans une heure. Je fais suivre le lien à Phoenix et à César, depuis et vers des adresses mail créées pour l'occasion. Quelques minutes plus tard, chacun d'eux me confirme avoir tout enregistré.

Parmi les personnes « à surveiller » ayant disparu du fichier d'une année sur l'autre, je ne doute pas qu'ils identifieront un certain nombre d'accidents malencontreux. Nous sommes en passe de réussir, j'en suis certain.

De mon côté, j'ai retiré la plus grosse somme d'argent qui m'était autorisée avec ma carte de crédit hors de prix – quelques milliers d'euros. Tant qu'elle ne sera pas bloquée, il faudra que je retire cette même somme chaque jour.

★

Au moment où j'embarque dans l'avion, mon téléphone se met à sonner.

Je frémis, en voyant le nom qui s'affiche. *Herbert.*

Je l'imagine, fou de rage. Pensant sûrement me punir bientôt, ou a minima me ramener dans le droit chemin.

L'avion va décoller. J'éteins mon téléphone. Définitivement.

Je ferme les yeux.

Je pense à Phoenix.

Je ne sais pas ce que nous allons devenir.

D'ici quelques jours, nous serons considérés comme des criminels, ou de courageux lanceurs d'alerte, selon les points de vue. Et d'ici quelques mois, je devrai trouver un moyen de me soigner, ou bien je mourrai.

Je devrais être effondré, mais curieusement, je suis rempli d'espoir. Je me dis que dès lors que je suis avec elle, il ne peut rien m'arriver de grave. Sa seule image balaie l'obscurité.

J'ouvre les yeux, déjà l'avion est au-dessus des nuages. C'est beau. J'ai toujours aimé l'altitude. Je pourrais passer des heures à observer la blancheur immaculée qui s'étend à l'infini.

Je me sens soudain tout petit, au cœur de ce paysage grandiose.

Que sommes-nous, face à l'immensité du ciel ? Des poussières, de simples grains de pollen. Mais dotés d'un extraordinaire pouvoir : celui de choisir. Choisir de se jeter dans la mer et de périr sans avoir rien construit. Ou choisir de se poser, quelque part dans l'herbe fraîche.

39

PHOENIX

Douze jours plus tard.

Ça y est, nous y sommes.

Victor et moi nous trouvons dans le modeste hôtel d'un village du Guatemala. À nos côtés, deux hauts responsables de Greenwatch.

Le sujet a fait la une des journaux télévisés, après avoir été divulgué en simultané par *Le Monde*, *El País*, *The Guardian* et *The New York Times.*

Tous les messages sont portés par la présidente de Greenwatch et les rédactions de ces journaux engagés à nos côtés dans les révélations.

La teneur de ce qui s'appelle déjà le *Lumière Gate* enflamme le monde. Le public prend conscience qu'il est exposé au Clear, au travers de son alimentation. On demande des explications à l'entreprise, aux politiques, aux instances réglementaires ayant laissé faire, toutes ces années. Certains exigent une application stricte et immédiate du principe de précaution. Des pétitions naissent. Les éditorialistes s'indignent.

Un mouvement citoyen est en marche. Le hashtag *#LumiereGate* devient en moins de deux heures numéro un sur les réseaux sociaux du monde entier.

Les révélations sont nombreuses. Nous ne sommes pas seuls, loin de là. En tout, ce sont plus d'une trentaine de personnes différentes qui accusent Lumière, documents, études ou témoignages à l'appui. Mais tout le monde nous avait prévenus : l'attention allait très vite se concentrer sur ce couple de lanceurs d'alerte, acceptant de parler à visage découvert, d'incarner l'accusation. Sur cet homme, ayant décidé de faire sauter l'entreprise de l'intérieur. Cet homme malade du Clear, qui a volé des documents afin que les morts cessent, et sa compagne qui pensait son père assassiné par Lumière. C'est inédit, un couple. C'est fascinant, un couple. Des Bonnie et Clyde des temps modernes, version pesticides.

Nos visages sont partout. Nous sommes qualifiés de héros par la majeure partie du public et des commentateurs, de traîtres et de criminels par les soutiens – nombreux, très nombreux – de Lumière. C'est bizarre d'observer toute cette agitation à travers le prisme de notre écran sécurisé, dans cette auberge anonyme du fin fond de l'Amérique centrale. Autour de nous, tout est paisible. Il fait beau, nous percevons le ronronnement de la vie quotidienne qui continue, indifférente aux vociférations des commentateurs des chaînes d'information.

Je regarde Victor et j'ai du mal à décoder ce qui se passe en lui. Tout ce que je sais, c'est que sa maladie a gagné du terrain. Dans quelques jours, Greenwatch va nous aider à partir pour Cuba, où Victor pourra, nous l'espérons, suivre une chimiothérapie, sous une fausse identité.

Je ne sais pas ce qu'il ressent, ce que ça lui fait, de voir son visage sur les chaînes de télévision du monde entier. Mais pour moi, c'est un séisme. J'étais consciente que tout cela aurait un fort retentissement, c'était d'ailleurs ce que nous souhaitions. Que le scandale éclate pour que Lumière ne puisse plus continuer à agir impunément. Mais en voyant nos visages partout, je comprends que, si la médiatisation s'éternise, il nous sera de plus en plus difficile de nous cacher.

Or, nous sommes des hors-la-loi.

Nous savions que Victor serait le premier accusé concernant les vols de documents, qu'il lui serait impossible de nier, que l'enquête montrerait mes liens avec lui, ma complicité active. J'aurais pu tenter de minimiser mes actions, mais défendre moi-même l'honneur de ces femmes et de ces hommes dont les destins ont été brisés est désormais ma raison de vivre. Alors, cachée et menacée de toutes parts, je me sens, paradoxalement, plus que jamais vivante et libre.

César ne devrait pas être inquiété. Il a toujours pris la précaution de nous appeler au travers de plateformes sécurisées. Les chances qu'il soit poursuivi sont très faibles. Mais dans le doute, Victor et moi avons décidé de nous accuser publiquement de tout.

Je sais aussi que la tentative d'empoisonnement a de grandes chances d'être découverte. Alors j'ai préféré révéler moi-même, tout de suite, être la coupable des injections de Clear dans la machine à café, tout en expliquant ma démarche, et en laissant cyniquement à Lumière le soin de trancher : alors, poison ou pas poison ?

Mon père a également une part dans ces révélations. Lorsque nous étions encore ensemble en Colombie, j'ai enregistré une vidéo de lui. J'ai recommencé trois fois la captation, car il fallait qu'il choisisse ses mots avec précaution. Il ne devait porter aucune accusation. Dans cette vidéo, on le voit, installé dans sa cuisine colombienne défraîchie, exposant les résultats de son étude, et le déroulé des événements l'ayant conduit à disparaître. Les avocats de Greenwatch lui ont garanti qu'il n'apparaîtrait pas sur le banc des accusés. Après tout, il n'a rien volé, il n'a tué personne, c'est une victime.

L'enjeu est de taille, pour papa. Dans quelques jours, une fois la vague principale de révélations passée, il est prévu qu'il rentre en France.

Je serre le bras de Victor, et il comprend le signal.

Nous en avons assez vu et entendu pour aujourd'hui.

Nous prenons congé de nos amis de Greenwatch, et nous montons à l'étage du dessus, dans notre chambre.

Il me sourit, et me dit que nous avons bien mérité un peu de repos.

Il m'embrasse, m'entraîne sur le lit.

Je regarde Victor, et je me dis que j'ai de la chance.

Quelques larmes arrivent. Je crois que ce sont des larmes de fierté.

Alors je les laisse couler.

Et je ferme la porte sur nos existences passées.

*

En Colombie, Alicia Perez est abasourdie.

Elle la reconnaît, cette jeune femme. Ce qu'elle est en train de faire, avec son compagnon, c'est infiniment grand.

Alicia est hypnotisée. Elle boit ses paroles, comme des millions de personnes. La jeune femme dit quelque chose et Alicia se concentre.

Elle se met à trembler.

Car devant le monde entier, la jeune femme vient de citer son nom, à elle, en y accolant des mots bien trop grands, mais qui font du bien, après toutes ces souffrances. Des mots qui, progressivement, percutent son cerveau, irriguent les plaies toujours vives, et agissent comme un pansement.

Alicia Perez. Lanceuse d'alerte. Héroïne.

*

Marianne s'avance. Elle se ronge les ongles, agite sa jambe droite frénétiquement, comme à son habitude.

Sa belle-mère a tenu à venir. La vieille dame se tient à sa gauche et ne cesse de répéter qu'il fait trop chaud, dans cet aéroport. César agite un petit ventilateur de poche en forme de parachute, branché sur son téléphone, et Sandra le remercie.

Marianne sait que l'avion est arrivé, c'est écrit sur les écrans bleus. Mais elle n'y tient plus. Il lui semble que si cela devait durer encore une heure, elle s'écroulerait.

Marianne saisit les doigts de César dans sa main droite. Ceux de Sandra, dans sa main gauche. Elle les serre si fort qu'elle leur fait mal, et doit relâcher son étreinte lorsque sa belle-mère pousse un petit cri d'animal.

Marianne attend. Observe les passagers que les portes coulissantes des douanes recrachent par vagues. Et s'il avait raté son avion ? Et s'il avait eu un problème ? Et s'il avait été arrêté ?

Marianne observe encore, et soudain elle le voit.

Elle n'a pas mis ses lunettes, par coquetterie, mais elle l'identifie tout de suite. Son air apeuré, fatigué aussi – plus de dix heures de vol, et trois dures années qui ne l'ont pas épargné.

Charlie balaie l'espace du regard. Il ne l'a pas encore vue.

Marianne ne l'appelle pas. Elle prend le temps de le dévorer, sans qu'il le sache, égoïstement. De murmurer dans l'intimité de son cerveau que désormais ils ne se quitteront plus. Qu'il est beau. Qu'il lui a tellement manqué. Qu'elle l'aime plus que tout.

Et puis, Charlie la voit. Il les voit tous les trois, en vérité, mais son regard est pour elle. C'est elle qu'il cherchait. Elle qu'il a vue en premier.

Il attend que Marianne approche. Ou plutôt, il ne peut plus faire un pas. L'émotion le paralyse. Alors Marianne avance.

César esquisse un léger mouvement lui aussi, mais sa grand-mère le retient.

Ce moment est à eux.

Ça n'est que lorsqu'elle est très proche, que les autres passagers ne la cachent plus, que Charlie aperçoit le médaillon accroché au cou de sa femme. Ce médaillon qu'il lui a offert, quelques jours après leur rencontre. Ce symbole qui le bouleverse.

Et qu'il entend Marianne prononcer ces mots, la gorge serrée :

— Bienvenue à la maison, mon amour.

Charlie marque un temps d'arrêt, les images se bousculent dans sa tête.

Il aperçoit déjà son petit garçon, si beau, sa propre mère dont les yeux brillent déjà, sa propre mère qu'il avait cru ne jamais revoir.

Il pense à sa grande fille dont il est si fier, qu'il a dû quitter de nouveau, le cœur lourd.

Mais Marianne est là.

Marianne, son amour, le seul, l'unique.

L'enfer est derrière lui.

VI

BIEN REFERMER APRÈS USAGE

PHOENIX

Cinq ans plus tard.

Je marche lentement, le long de la route.

Il fait tellement chaud, ici. Moi qui me plaignais de la grisaille parisienne, je donnerais tout pour un peu de fraîcheur. Le foulard noué autour de mes cheveux n'aide pas. Mais je n'ai pas le choix. Je dois me fondre dans la masse. Ne pas attirer l'attention. Inutile de dire que je n'ai plus aucun piercing sur le visage. J'ai seulement conservé la colombe offerte par Victor, et deux boucles par oreille. Je n'en suis pas malheureuse. Tout ça correspondait à une époque de ma vie. J'avance, je ne renie pas. J'évolue, c'est tout.

Les sacs de provisions me cisaillent les mains, je rêverais d'avoir l'un de ces petits caddies que ma mère utilise en France pour faire le marché, mais personne n'a ce genre de chose ici, on me remarquerait. Alors comme tout le monde, je fais des pauses régulières dans mon trajet, reprends ma respiration et continue d'avancer en souriant aux passants. Au fond, je me dis que ce trajet depuis le centre-ville vers la maison est une allégorie de ma vie. Avancer, pas à pas. Se retourner. Faire une pause. Respirer. Sourire. Et repartir, toujours.

La maison est située en bordure de la ville. En bordure de la grande route. Celle qui permet, en un battement de cils, de partir d'un côté ou de l'autre. Celle que l'on n'a pas envie de prendre, mais dont la présence est tellement rassurante. La voiture est dans le garage, n'en sort jamais. Le jour où elle quittera cette pièce mal éclairée, c'est qu'il sera l'heure. J'en frissonne. J'aime cette ville. Nous y vivons depuis trois mois seulement, mais j'y ai mes petites habitudes. Même si je sais qu'il faut éviter de nouer trop de contacts, que l'on me pose trop de questions, je ne peux pas m'empêcher de discuter avec l'épicier, le marchand de fruits et légumes. On me demande de moins en moins souvent d'où je viens, c'est bon signe, cela signifie que mon espagnol s'est amélioré au fil des déménagements. Sept pays différents, déjà. Lorsque la personne insiste, je réponds en riant que je suis un mélange. Rares sont celles qui vont au-delà. Une fois sur dix, je dois dévoiler une origine francophone, et j'adapte mon discours à ce que je sais de mon interlocuteur : je suis belge, québécoise, suisse (j'ai travaillé chacun des accents et je me débrouille vraiment bien), rarement française.

Lorsque je parviens à la maison, je transpire sous mon foulard sombre. Je referme avec précaution le portail, et pénètre dans le jardin. C'est là que je me sens le mieux. Les haies sont hautes, je suis à l'abri des regards. Alors, c'est devenu mon rituel, j'ôte mon foulard, retrousse mes manches, retire mes lunettes noires, soulève les pans de ma robe, et sors le démaquillant de mon sac. Assise sur le petit banc de bois, j'enlève le rouge, le rose, le fond de teint qui rend ma peau plus foncée. À mesure que mon visage se remet à respirer, il me semble que moi aussi. Je reste là quelques instants, à l'ombre de ce grand arbre tropical dont je n'arrive pas à me remémorer le nom, et laisse défiler les images dans ma tête.

La plupart du temps, je reste forte. Droite. Insubmersible. C'est du moins ce que je donne à voir, de l'extérieur.

Le seul moment au cours duquel je m'autorise à laisser aller mes émotions, c'est lorsque je suis seule, dans ce jardin coloré, sur ce petit banc. Cet instant est le mien.

Cela fait maintenant cinq années que je n'ai pu avoir aucun contact physique avec mes parents, mon frère, ma grand-mère. Je rêve de vraies retrouvailles avec ma famille, de grandes et belles retrouvailles. C'est terrible, cette absence de lien charnel. Je savais que ce serait dur – je l'ai vécu trois ans durant, lorsque nous pensions papa décédé. Mais jamais je n'aurais pensé que ça le serait autant. Les connexions sécurisées que nous parvenons à établir lors de nos quelques passages éclair dans une antenne de Greenwatch sont loin d'être suffisantes. Au contraire. Je les redoute, car elles amplifient mon mal-être. Lorsque j'étais encore adolescente et que mes parents m'agaçaient, je rêvais parfois de foutre le camp, loin, des vacances permanentes, en quelque sorte. Aujourd'hui mon ventre se tord, en y repensant. Comme si la distance exacerbait la cruauté du manque.

Il ne se passe pas une heure sans que je pense à eux.

Surtout lorsque je suis avec Charlie.

C'est cela, le plus difficile.

Le voir grandir, s'épanouir, rire, sans avoir jamais rencontré ni ses grands-parents, ni son oncle, ni son arrière-grand-mère. Depuis qu'il est là, je vis dans la terreur permanente que Sandra meure sans avoir serré contre elle ce petit garçon qu'elle ne voudrait plus quitter.

Ma grand-mère. Mon pilier. Mon manque absolu.

Assise dans le jardin, j'imagine toujours la même scène.

Sandra est à sa place, aux *Gais-Lurons*. Elle déguste un café, rien n'a bougé, tout est là. Tous sont là.

Un petit garçon entre dans la pièce. Il tient une fleur dans la main. Lorsqu'il pénètre dans la salle commune, les regards se tournent vers lui. Ma grand-mère est la dernière à le voir.

Le petit garçon avance fièrement, son unique fleur blanche dans son petit poing fermé. Il se poste devant ma grand-mère, lui tend la fleur.

Elle lui sourit, le remercie. Et puis, elle voit ses yeux, et les siens brillent.

Elle caresse le visage de l'enfant, le prend dans ses bras et lui chuchote dans le creux de l'oreille :

— Tu es le portrait craché de ton grand-père.

Dans mon rêve éveillé, la scène s'arrête ici.

Dans ma vie réelle, la douleur perdure. Ardente, incandescente.

Mais il faut que j'essuie mes larmes.

Il est plus de midi, Charlie va commencer à avoir faim.

La maison est située dans un quartier populaire, mais l'intérieur, ce que les autres ne voient pas, est beaucoup plus confortable que ce que l'on pourrait imaginer. Il y a tout ce dont nous avons besoin.

Lorsque j'entre, Charlie ne m'entend pas. Il est en train de jouer dans sa chambre. Malgré toutes les contraintes, j'ai voulu que mon fils ait la vie la plus normale possible. Il passe de longues heures à jouer seul, à s'inventer des histoires, à lire aussi, depuis que j'ai commencé à le lui apprendre, il y a quelques semaines. Charlie a tout juste trois ans, c'est encore tôt, mais il est prêt.

Je soulève les sacs de provisions, et me dirige vers la cuisine.

Alors que je range mes achats du jour, mon regard croise celui de Charlie, mon père. Ce qui est écrit autour de cette photo, sur cet article du *Monde* daté d'il y a deux ans, c'est qu'il est désormais considéré comme le premier lanceur d'alerte de l'histoire du scandale sanitaire du Clear. Son étude a été publiée, et papa a insisté pour que le nom de Serena y figure en tant que premier auteur. Fernando, très ému, a appelé papa, pour le remercier.

À la faveur de la résonance mondiale des révélations, les langues ont fini par se délier en Roumanie, les émetteurs des messages d'alerte ont été identifiés. Tous avaient péri dans une regrettable série d'accidents.

Je suis fière de ma famille. J'aimerais le leur dire, au quotidien.

Dire à mon père à quel point son courage, sa droiture m'inspirent.

M'adresser à ma mère, lui exprimer toute ma gratitude pour cette vie, pour les bonheurs de mon enfance, pour nous avoir portés à bout de bras pendant les années difficiles. Je n'avais pas pris conscience, à cette époque, de l'importance de son soutien. Sans elle, où serions-nous, César et moi, aujourd'hui ?

Mon beau César, justement. Fraîchement diplômé, il est parvenu à dégotter un premier job en Uruguay. Je l'imagine, fanfaronnant à la maison, et il parvient à me faire sourire à distance. Nous allons essayer de nous voir, quelque part. C'est risqué bien sûr, mais j'en tremble d'excitation.

Et puis… dans un coin de mon cœur, je crois que je suis fière de moi, aussi.

Je suis heureuse d'avoir participé à l'ouverture des portes de ce scandale qui n'en finit plus de rebondir. De nombreux procès sont en cours. Portés par des agriculteurs, des associations de consommateurs, des familles de chercheurs, de femmes et d'hommes politiques disparus.

Pour l'heure, Lumière n'a pas encore été condamné.

Le chemin reste long et difficile, mais il y a de vraies raisons d'espérer : quatre pays ont d'ores et déjà interdit le Clear. De nombreux autres sont sur le point de le faire. Bien sûr, ça ne va pas assez vite, des gens continuent de mourir, le produit est encore massivement utilisé. Mais je me dis que si j'ai contribué à sauver ne serait-ce qu'une vie, alors cela valait le coup. Si c'était à refaire, je ne changerais rien, ou presque.

Perdue dans mes pensées, je n'entends pas Victor qui s'approche.

Il m'embrasse dans le cou, je sursaute, il s'assied à table et commence à peler quelques pommes de terre en sifflotant.

La vie normale. Ma vie idéale.

Quelques semaines après notre fuite, Greenwatch nous a fourni une fausse identité – plusieurs fausses identités, en réalité – et nous a aidés à passer à Cuba, afin que Victor soit soigné dans l'un des meilleurs hôpitaux du pays. Le voyage a été plus difficile que prévu, nous avons eu quelques frayeurs et avons fini le trajet en bateau, mais nous y sommes parvenus.

Victor était à bout de forces, il a jeté ses dernières dans la bataille.

Il y a eu des hauts et des bas. Victor ne cessait de me rappeler que sa maladie rendait son existence hypothétique. Que je devais penser à mon avenir, et le laisser se soigner seul. Continuer ma vie, ailleurs. Son argument ultime, c'était que je ne pouvais pas être certaine d'être amoureuse de lui, après si peu de temps. C'était pourtant tellement faux. Je répondais systématiquement par l'évocation d'un duo aussi célèbre qu'inséparable. Puisqu'on nous comparait à Bonnie et Clyde, j'ai commencé par là. Et puis je me suis vautrée dans la plaisanterie, avec costumes, chorégraphies et musiques à la clé. Je crois que l'air de rien, m'entendre nous comparer à Batman et Robin, Véronique et Davina ou David et Jonathan, ça a joué sur son moral.

Victor a lutté de longs mois, et il s'en est sorti. Plus fort.

À l'issue de son hospitalisation, nous étions quasiment exsangues en termes de ressources financières. Greenwatch nous aidait, mais ça n'était pas suffisant pour vivre. Nous avions tenu presque un an grâce à l'argent que Victor avait pu retirer avant que son compte en banque ne soit bloqué. Victor enrageait, bien sûr. La seule vente de son appartement nous aurait permis de vivre de longues années, dans les pays par lesquels nous passions. Mais tout était bloqué.

Alors nous avons réfléchi, et j'ai ressorti à Victor mon beau discours sur le verre à moitié vide ou à moitié plein. À moitié vide, nous étions pauvres, l'épée de Damoclès de la maladie était toujours là, nous devions nous cacher sans cesse, tout allait mal. À moitié plein, nous étions ensemble, en vie, nous voyagions sans cesse et découvrions de nouvelles villes, de nouvelles cultures, tout allait bien. Forte de cette analyse psychologique de haut niveau, je nous ai lancé un défi : celui de vivre de nos passions respectives.

Et nous l'avons relevé.

Aussi incroyable que cela puisse paraître, je gagne ma vie en étant pianiste, et Victor monétise ses sauts.

Dès qu'il en a eu la possibilité physique, Victor s'est remis au BASE jump. La différence, c'est qu'il prend nettement plus de précautions qu'avant. Car un élément fondamental a changé : il n'a plus aucune envie de mourir. Ses sauts ne sont plus une drogue, une fuite en avant, mais un plaisir raisonné, et rémunérateur. Son idée de personnage masqué s'est avérée être un atout essentiel dans notre nouvelle existence. Personne ne sait qui il est. Personne n'imagine que Victor Enders se cache sous le pseudonyme de VforVictory.

Et des marques de sportswear, de lunettes de soleil ou de matériel photo sont prêtes à payer pour qu'il les mette en scène, les représente. Bien sûr, ce qu'il gagne n'a rien à voir avec son salaire chez Lumière, mais il est heureux, et nous ne faisons aucun excès.

Quant à moi, je me suis remise au piano, à Cuba, pendant la convalescence de Victor. Là-bas, la musique est reine, et les gens ne jugent pas. J'ai commencé à jouer dans un bar vide, en pleine journée. Mes mains tremblaient, mais j'ai insisté, sous l'œil amusé de la patronne, qui m'accueillait chaque jour avec un verre de rhum à la fois caricatural et sincère. Un après-midi, peut-être grâce aux effluves d'alcool, je ne sais pas et peu importe finalement… un après-midi, mes mains se sont envolées. Puis mon corps entier. La patronne s'est approchée, elle a appelé tous les serveurs et cuistots, en disant que j'avais bien caché mon jeu mais que j'étais *una bomba del piano*. Elle a proposé de m'embaucher sur-le-champ. Le soir même, je découvrais l'ivresse des applaudissements cubains, et devenais à mon tour un personnage. Lorsque je joue désormais, je porte une perruque, un maquillage dissimulant une partie de mon visage, un chapeau noir orné d'une petite plume blanche, un smoking masculin. Je me fais appeler Sandra, Cesaria, Mariana, et parfois les trois à la fois.

Victor se glisse de temps en temps au fond de la salle. Il m'applaudit, gonfle le torse, et la fierté que je décèle dans ses yeux lorsque je sors de scène vaut tout l'or du monde.

Aujourd'hui, des ONG nous soutiennent, ainsi qu'une majorité de l'opinion.

Mais nous sommes tous deux sous le coup d'un mandat d'arrêt international, pour tentative d'empoisonnement, diffamation, participation active à la diffusion de documents classés confidentiels, espionnage industriel et tout un tas d'autres réjouissances. Nous risquons jusqu'à vingt-cinq ans de prison chacun. Plus encore, si les plaintes que Lumière a déposées contre nous dans d'autres pays aboutissent.

Nous sommes encore et toujours des fugitifs. Sans cesse sur le qui-vive.

Cela fait trois mois que nous habitons au même endroit. C'est trop long, trop risqué. Il est possible qu'on nous ait repérés. « On », cet ennemi invisible, partout et nulle part.

Car la police n'est pas la seule à nous rechercher. Lumière a lancé des hordes de petites mains à nos trousses, dans différentes régions du monde, nous le savons. Victor pense même connaître certains de leurs visages.

D'ailleurs, cette silhouette que Victor a aperçue la veille au marché, et que j'ai cru voir de nouveau ce matin, ne ressemble-t-elle pas un peu trop à celle de l'un de ces hommes ?

Non, bien sûr que non. Respire, Phoenix, respire.

C'est ce que je me répète en frissonnant.

Charlie et Victor me rejoignent dans la cuisine, et se mettent à entonner une comptine. Charlie sourit, Victor me lance des regards amusés. J'observe mes deux hommes si complices, et l'émotion me gagne. C'est cela, vivre. Mêler sa voix au chant de ceux que l'on aime, et entamer une danse absurde à trois. Saisir le présent. Le graver dans le creux de son cœur.

Nos vies sont belles, vraiment. Nous sommes heureux, ensemble.

Pour combien de temps ? Impossible de le dire.

Notre bonheur est fragile, mais il est là.

QUELQUES MOTS POUR FINIR

Pour concevoir les destinées de mes personnages de fiction, je me suis appuyé sur de nombreux reportages et témoignages. Impossible de citer toutes mes sources d'inspiration et de connaissance, mais je tiens à remercier tous les journalistes qui ont, ces dernières années, braqué les projecteurs sur des scandales sociaux, sanitaires, politiques, financiers, environnementaux. Ou plus simplement, sans attendre une crise, qui ont accueilli et porté la parole de toutes sortes de lanceurs d'alerte, au quotidien, en France ou ailleurs : simples citoyens, employés du public ou du privé, chercheurs, agriculteurs, soignants, militants. Grâce à votre travail d'investigation, votre courage et celui de ces éveilleurs de consciences, les lignes bougent.

Les lanceurs d'alerte sont plus que jamais en danger. En tentant d'agir pour l'intérêt général, ces femmes et ces hommes voient parfois leur vie basculer en étant licenciés, diffamés, décrédibilisés, parfois poursuivis, arrêtés, menacés.

D'après le rapport de l'ONG Global Witness, 164 défenseurs de l'environnement ont été assassinés pour la seule année 2018 – plus de 3 personnes par semaine –, dans 19 pays. La plupart de ces crimes sont, à ce jour, impunis.

Ce roman est une façon pour moi de leur rendre hommage, modestement.

*

Ce roman, plus encore que mes précédents, n'aurait pu voir le jour sans la contribution aussi implacable que nécessaire de mon éditrice, Caroline Lépée. Merci pour ton enthousiasme, ton optimisme, tes encouragements, et tes retours si justes. Je suis heureux et conscient de la chance que j'ai de t'avoir à mes côtés dans cette belle aventure. Vraiment.

Merci à Philippe Robinet, pour les échanges toujours riches, et pour la confiance que tu me témoignes. C'est fondamental pour moi, de savoir que nous naviguons sur le même bateau, et dans la même direction.

Merci à Mélanie Trapateau, de si bien traquer les imperfections de mes textes.

Merci à la super équipe de Calmann-Lévy, avec une mention spéciale pour Patricia Roussel, Christelle Pestana, Camille Lucet, Virginie Ebat et Sarah Altenloh.

Merci également à Julia Balcells, Sarah Chamard, Valérie Taillefer, Adeline Vanot, Antoine Lebourg, Lisa Parrod, Caroline Decagny, Margaux Poujade, Anne Sitruk, Lisa Liautaud. Chaque contact avec l'un d'entre vous est un plaisir, et c'est en soi déjà beaucoup.

Merci également à la formidable équipe du Livre de Poche : Audrey Petit et Béatrice Duval bien sûr, mais aussi Véronique Cardi (jusqu'au bout !), Florence Mas, Sylvie Navellou, Anne Bouissy, les deux Zoé et William. J'ai adoré cette première année ! À renouveler ☺

Merci aux équipes commerciales d'Hachette pour leur travail auprès des libraires et des enseignes, ainsi qu'à l'équipe du prix des Lecteurs U / Livre de Poche. Ce fut un plaisir et un honneur de vivre cette édition 2019 avec vous.

Merci à l'équipe du prix Méditerranée des Lycéens. Voir *La Chambre des merveilles* couronné par deux mille lycéens fut une immense joie, les rencontrer fut une expérience fantastique, que je ne suis pas près d'oublier. Merci en particulier à Emmanuelle Malé et Françoise Claverie… et bien sûr à mon très cher André Bonet.

Merci aux libraires, journalistes, organisateurs de salons littéraires, blogueurs, instagrameurs qui partagent leur enthousiasme et rendent visibles mes romans. Chacun de vos soutiens me touche infiniment.

★

Merci à ma famille.

Mathilde, Alessandro et Éléonore : Phoenix et Charlie ne m'en voudront pas de les plagier, alors je ne dirai qu'un seul mot : « Bref. »

Mathilde, je considère que tu es toi aussi, d'une certaine façon, une lanceuse d'alerte. Je suis fier d'avancer à tes côtés.

Merci à mes parents, Muriel et Serge. Je ne sais même pas pour quoi exactement, il y a tellement de raisons. Votre seule présence justifie tous les mercis.

Merci à ma *team*, qui s'agrandit d'année en année : Alexandre et Andréa, bien sûr, encore et toujours. Et puis Floriane, Fanny, Garance, Noé, Jules, André, Raphaèle, Pierre. Merci pour tout ce que l'on partage ensemble, tout simplement.

Ma pensée la plus émue va à mon grand-père, Pascal. Tu n'as pas eu le temps de lire ce troisième roman, mais je t'imagine en parler, avec ta fierté communicative, à chacun de tes amis. Et moi je suis heureux d'avoir eu un grand-père comme toi.

★

Enfin, un immense merci à vous, lectrices et lecteurs.

Sans vous, mes livres n'existeraient pas. Avec vous, la vie a plus de saveur. Je ne me lasse pas de venir à votre rencontre, et toutes les bonnes ondes que vous me transmettez – sur les réseaux sociaux ou dans la vraie vie – sont autant de moteurs qui me boostent, et me galvanisent. À bientôt.

Julien

Photocomposition Nord Compo à Villeneuve-d'Ascq

Achevé d'imprimer en février 2020
par CPI BRODARD & TAUPIN (72200 La Flèche)
pour le compte des Éditions Calmann-Lévy
21, rue du Montparnasse, 75006 Paris

N° d'éditeur : 4038999/01
N° d'imprimeur : 3037600
Dépôt légal : février 2020

Imprimé en France.